교과서에 없는
진짜 디지털 성교육

교과서에 없는
진짜 디지털 성교육

1판 1쇄 인쇄 2025년 5월 13일
1판 1쇄 발행 2025년 5월 30일

글 장예진
그림 편히
감수 아웃박스
발행인 손기주

편집팀장 권유선
편집 장효선
디자인 정진   **세무** 세무법인 세강

펴낸곳 썬더버드
등록 2014년 9월 26일 제 2014-000010호
주소 경기도 의왕시 정우길47. 2층
전화 02 6368 2807   **팩스** 02 6442 2807

이 책은 저작권법에 따라 보호를 받는 저작물이므로 무단 전재와 복제를 금지하며,
이 책의 내용 전부 또는 일부를 이용하려면 반드시 저작권자와 썬더키즈의 서면 동의를 받아야 합니다.

ISBN 979-11-93947-33-3 74330
ISBN 979-11-93947-30-2 (세트)

값은 뒤표지에 있습니다. 잘못된 책은 구입하신 곳에서 바꾸어 드립니다.
썬더키즈는 썬더버드의 아동서 출판브랜드입니다.

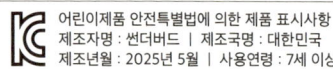

어린이제품 안전특별법에 의한 제품 표시사항
제조자명 : 썬더버드 | 제조국명 : 대한민국
제조년월 : 2025년 5월 | 사용연령 : 7세 이상

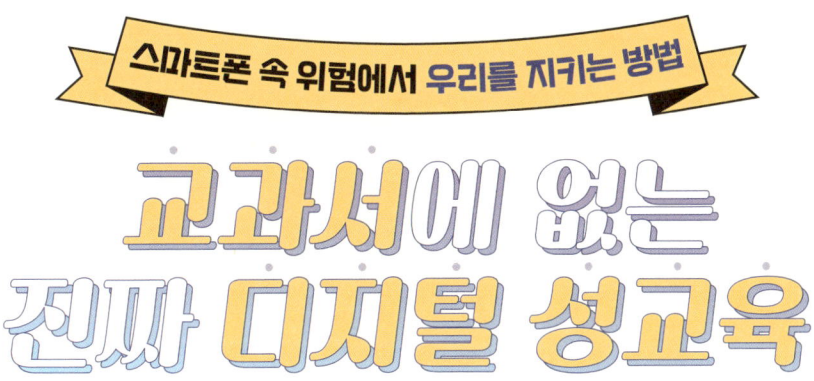

스마트폰 속 위험에서 우리를 지키는 방법

교과서에 없는 찐짜 디지털 성교육

장예진 글 · 편히 그림 · 아웃박스 감수

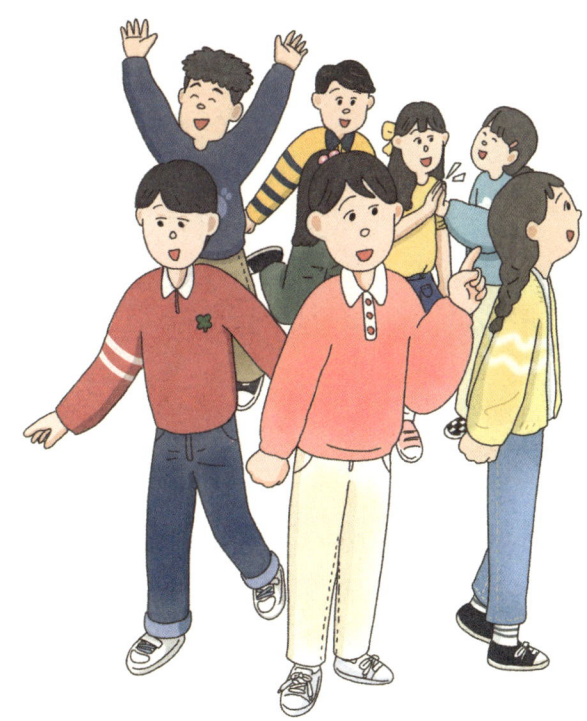

썬더키즈
thunder kids

작가의 말

"학교에서 학원으로 바쁘게 움직이고, 집에 와서도 학원 숙제를 하다 보면 하루가 다 가 버려요."

여러분이 자주 하는 말이죠? 틀에 박힌 답답한 일상에서 꿀맛 같은 휴식을 꼽으라고 하면 많은 친구가 온라인에 접속하는 시간이라고 답해요. 맞아요! 스마트폰이나 컴퓨터로 게임하고, 채팅을 하고, 영상을 보는 일은 아주 즐거워요. 스마트폰 하나만 있으면 다른 나라의 정보를 실시간으로 접할 수 있고, 그 누구와도 쉽게 연결될 수 있어요. 그래서 스마트폰을 손에서 놓기 어려워요. 스마트폰은 마치 놀이동산에 입장할 수 있는 자유 이용권 같으니까요.

그런데 최근 들어 디지털 세상에서 성과 관련된 범죄가 어린이와 청소년에게 일어나고 있어요.

"온라인에서 만난 사람이 성적인 대화를 하자고 했어요."

"제 사진이 야한 사진으로 바뀌어 인터넷에 돌아다녀요."

"친구 동의 없이 친구의 몸 사진을 단톡방에 올렸다가 문제가 된 적이 있어요."

"친구들과 성 착취 영상을 돌려 봤어요."

어린이와 청소년은 아직 정체성이 확립되지 않은 시기라 쉽게 디지털 성범죄의 피해자가 되기도 하고 때론 가해자가 되기도 해요.

나날이 발전하는 디지털 기술로 디지털 성범죄는 온라인 그루밍, 딥페이크, 사이버 스토킹, 몸캠 피싱 등 수법이 다양하고 교묘해지고 있어요.

이제 디지털 공간에서 접하는 정보가 올바른지 분별하는 능력을 기르고, 자신의 행동에 대한 '책임'과 '의무'를 고민할 수 있게, 디지털 성교육이 필요해요. 디지털 세상에서 책임 있게 행동하는 법, 스스로 몸과 권리를 지키는 법, 타인을 존중하며 건강한 관계를 맺는 법을 알게 된다면 더욱 안전하고 즐겁게 디지털 생활을 할 수 있으니까요.

어쩌면 여러분은 이 책을 읽으면서 "설마 이런 일이 진짜 있겠어?"라고 생각할지도 몰라요. 이 책의 이야기는 우리 주변에서 자주 일어나는 일들이에요. 실제 사건들을 조사해 이야기로 만든 이유는 여러분에게 경각심을 심어 주는 동시에, 디지털 성범죄에 대비하고 안심할 수 있는 계기를 마련해 주고 싶었기 때문이에요.

이 책을 통해 알게 되는 모든 내용이 여러분이 성숙한 디지털 시민이 되는 데 밑거름이 되면 좋겠어요.

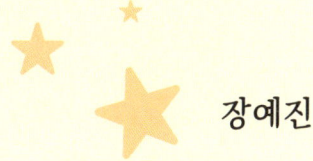

장예진

차례

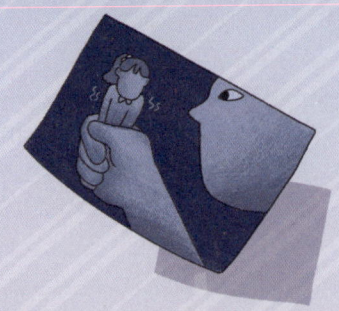

작가의 말 • 4

1장 현지 이야기 ★ 온라인 그루밍

오픈 채팅방의 명문대 오빠	10
바로바로 질문방! 오늘의 주제는 온라인 그루밍	24
나에게도 이런 일이 있었어요!	26
온라인 그루밍으로부터 자신을 지키는 방법	27

2장 우진이 이야기 ★ 불법 촬영과 불법 유포

장난으로 찍었는데, 뭐가 문제야?	30
바로바로 질문방! 오늘의 주제는 불법 촬영과 불법 유포	44
나에게도 이런 일이 있었어요!	46
불법 촬영과 불법 유포 피해로부터 자신을 지키는 방법	47

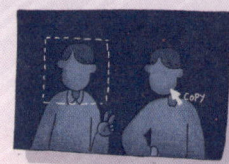

3장 은성이 이야기 ★ 딥페이크 범죄

너, 혹시 그 사진 봤어?	50
바로바로 질문방! 오늘의 주제는 딥페이크 범죄	64
나에게도 이런 일이 있었어요!	66
딥페이크 사진과 영상을 봤을 때 문제를 해결하는 방법	67

4장 소영이 이야기 ★ 아바타 성폭력

처음에는 역할놀이라고 생각했어요	70
바로바로 질문방! 오늘의 주제는 아바타 성폭력	82
나에게도 이런 일이 있었어요!	84
메타버스를 안전하고 재미있게 즐기는 방법	85

5장 현준이 이야기 ★ 음란물 중독

호기심으로 열어 본 동영상	88
바로바로 질문방! 오늘의 주제는 음란물 중독	102
나에게도 이런 일이 있었어요!	104
음란물 중독 점검하기	105

6장 영지 이야기 ★ 몸캠 피싱

포토 카드 때문에 몸 사진을 보냈어요	108
바로바로 질문방! 오늘의 주제는 몸캠 피싱	120
나에게도 이런 일이 있었어요!	122
몸캠 피싱으로부터 자신을 지키는 방법	123

7장 가희 이야기 ★ 사이버 스토킹

내 SNS 놀이터를 그 악마가 망쳤어요	126
바로바로 질문방! 오늘의 주제는 사이버 스토킹	140
나에게도 이런 일이 있었어요!	142
사이버 공간에서 자신을 안전하게 지키는 방법	143

도움을 받을 수 있는 곳 • 144

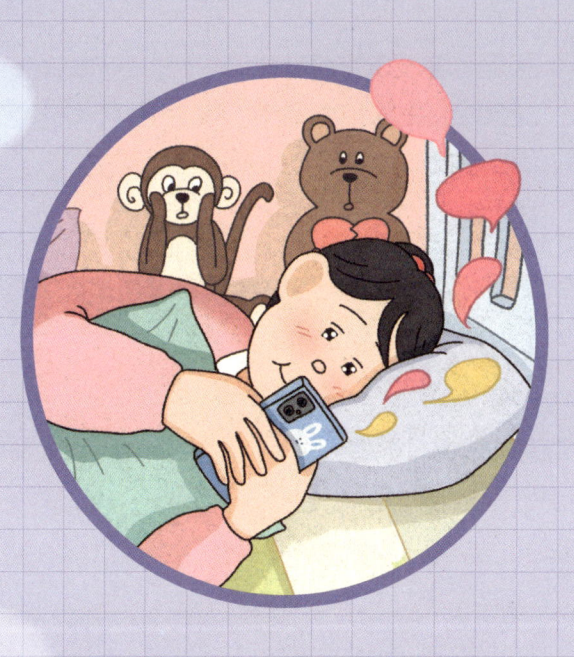

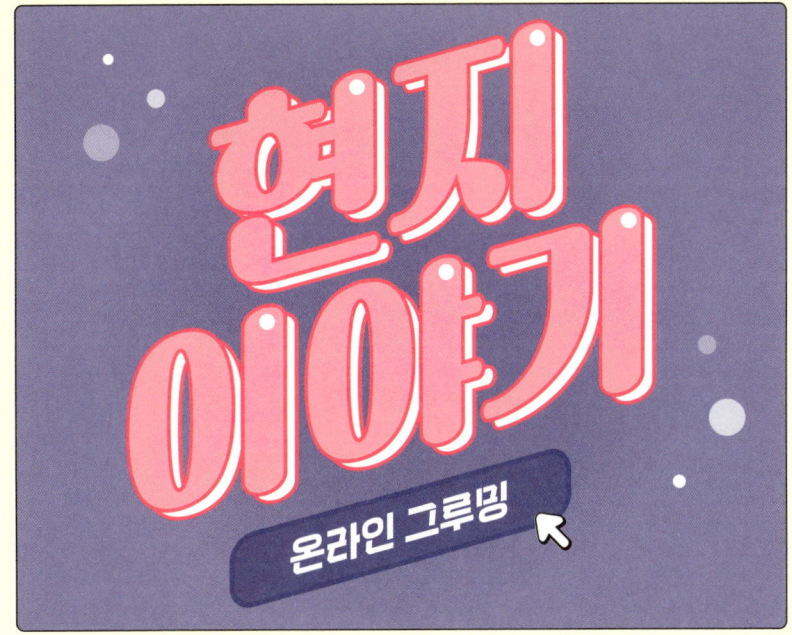

온라인 그루밍
가해자가 온라인 채팅, SNS 등을 통해 피해자에게 접근해 신뢰를 쌓은 뒤에 성적으로 학대하거나 착취하는 성범죄.

오픈 채팅방의 명문대 오빠

사춘기 마음을 안아 주는 방

교문을 나서던 현지는 앞서가는 소현이와 태리를 보고 달려가 둘 사이로 쏙 끼어들었어요.

"얘들아, 오늘 편의점에서 매운 볶음면, 어때? 나, 용돈 받았어. 내가 쏠게."

현지가 소현이와 태리 팔을 잡고 흔들자, 소현이가 팔을 슬쩍 빼며 곤란한 표정을 지었어요.

"난 오늘 안 돼. 오늘 수학 과외를 보강하기로 했거든."

"쳇! 그럼 태리, 너는?"

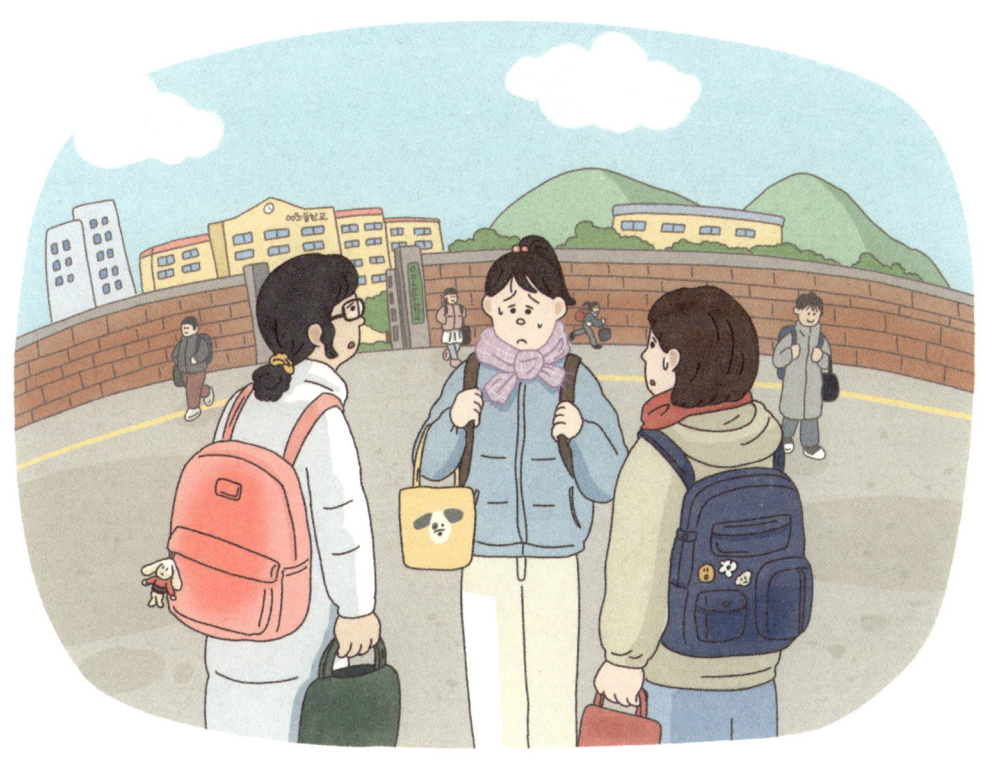

 "나도 안 되는데, 어쩌지? 이따 논술 학원에 가야 하는데 책 뒷부분을 아직 못 읽었어."

 현지는 요즘 이상하게 마음이 우울해 친구들과 수다를 떨고 싶었어요. 그런데 친구들이 바쁘니까 왠지 서운했어요.

 집에 들어가니 엄마는 막 나가려던 참이었어요.

 "엄마, 잠깐 나갔다 올게. 소현이, 태리 엄마랑 약속이 있어."

 "또?"

"또라니? 다 널 위해서 교육 정보 얻으려고 만나는데?"

현지는 도무지 이해할 수 없었어요.

'우리가 친구인데, 왜 엄마들이 우리보다 더 자주 만나지? 그리고 내 마음도 모르면서 무슨 나를 위한 정보를 얻는다고…….'

이런 생각을 하니 현지는 마음이 더 울적해졌어요.

'기분이 이상해. 이게 외로움일까? 내가 사춘기인가?'

현지 머릿속에 생각이 꼬리에 꼬리를 물고 떠올랐어요.

현지는 누군가와 얘기를 나누고 싶었어요. 그때 갑자기 지난 명절에 만났던 중학생 사촌 언니 말이 떠올랐어요.

"나는 지인한테 속마음을 얘기하지 않아. 오픈 채팅방에 사춘기 고민 상담방이 있거든. 거기에 나랑 비슷한 사람들이 많으니까 거기가 훨씬 편해."

현지는 오픈 채팅방 검색창에서 '사춘기'를 검색해 봤어요. 채팅방이 주르륵 떴어요. 그중에 눈길을 끄는 방이 하나 보였어요.

  사춘기 마음을 안아 주는 방

'마음을 알아주는 게 아니라, 안아 준다고?'

현지는 이름을 '외톨이'로 설정하고 채팅방에 입장했어요.

사춘기 마음을 안아 주는 방 13

** 외톨이 님이 들어왔습니다. **

볼빨간애
안녕! 안녕!

롤러코스터
외톨이 님, 이제 혼자가 아니에요.
우리가 있으니까요. ^^

허수아비
하이! 두 팔 벌려 환영합니다!

방장_S대 의대생
어서 오세요, 외톨이 님.

안녕하세요! 반겨 주셔서 감사합니다.

방장_S대 의대생
저는 방장이고, 대학교 1학년이에요.
편하게 방장이라고 불러 주세요.

예, 방장… 아니, 방장 오빠!

사람들은 현지가 입장하자마자, 친절하게 인사를 건넸어요. 그것만으로도 현지는 우울한 마음이 조금 나아졌어요. 왜 채팅방 이름이 사춘기 마음을 안아 주는 방인지 알 것 같았어요.

내 말을 들어 주고 마음을 알아주는 방장 오빠!

현지는 채팅방에 고민을 털어놨어요. 이 방 사람들은 자신과 같은 마음일 거라는 생각이 들어 정말 솔직하게 썼어요. 바쁜 친구들도, 바쁜 엄마도 모두 서운하고 자꾸만 외롭다는 생각이 든다고요.

그런데 뜻밖에도 현지가 쓴 글에 부정적인 반응이 올라왔어요.

사춘기 마음을 안아 주는 방 13

 **롤러코스터**
그런데 외톨이야, 네가 필요하면 모든 사람이 네 기분을 맞춰 줘야 해?

 다덤벼
징징이 한 명 또 등장하셨네.
맨날 외롭다고 징징거리는 스타일, 너무 질려.

아니, 꼭 그렇지는 않은데…….
이 방이라 솔직한 마음을 적은 거예요.

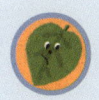

깻잎소녀
네가 문제라는 생각은 안 해?

무슨 말을 그렇게…….

비난하는 글이 올라오니 현지는 마음이 더 괴로웠어요.
'이 채팅방 사람들도 내 마음을 몰라주는구나. 나가야겠어.'
그때, 방장 오빠에게서 일대일 채팅이 왔어요.

방장_S대 의대생

방장_S대 의대생
내가 못 본 사이에 글이 많이 올라왔네.
힘들면 그 방에서 나와. 나랑 따로 얘기하자.
나도 사춘기 때 너와 비슷한 생각을 했거든.

정말요?

방장_S대 의대생
응, 그래서 그런지 '외톨이'라는
네 이름이 마음 아프더라.

> 아, 오빠…
> 제 마음을 알아줘서 고마워요.

방장 오빠는 사춘기는 누구에게나 찾아오고, 마음을 보듬어 주는 사람과 대화만 해도 문제를 해결할 수 있다고 했어요.

정말 그랬어요. 현지는 방장 오빠와 채팅하면서 외로운 마음이 점점 사라졌어요.

오빠는 현지가 하는 말을 중간에 끊지 않고 끝까지 잘 들어 줬어요. 또 현지 생각을 비난하지 않고 그런 생각이 들 수 있다고 말했어요.

어떤 말을 해도 방장 오빠가 잘 받아 주니 현지는 아무에게도 하지 못했던 말도 털어놨어요. 속마음뿐만 아니라 6학년이 되면서 부쩍 달라진 신체와 그로 인해 생긴 고민까지 오빠와 의논했어요. 현지에게 방장 오빠는 가장 믿을 수 있는 사람 같았거든요.

현지는 방장 오빠에게 이해받고 있는 느낌이 들어 좋았어요. 게다가 오빠가 명문대에 다닌다고 하니 더 믿음이 갔어요. 현지는 나중에 남자 친구가 생긴다면 이런 사람이면 참 좋겠다고 생각했어요.

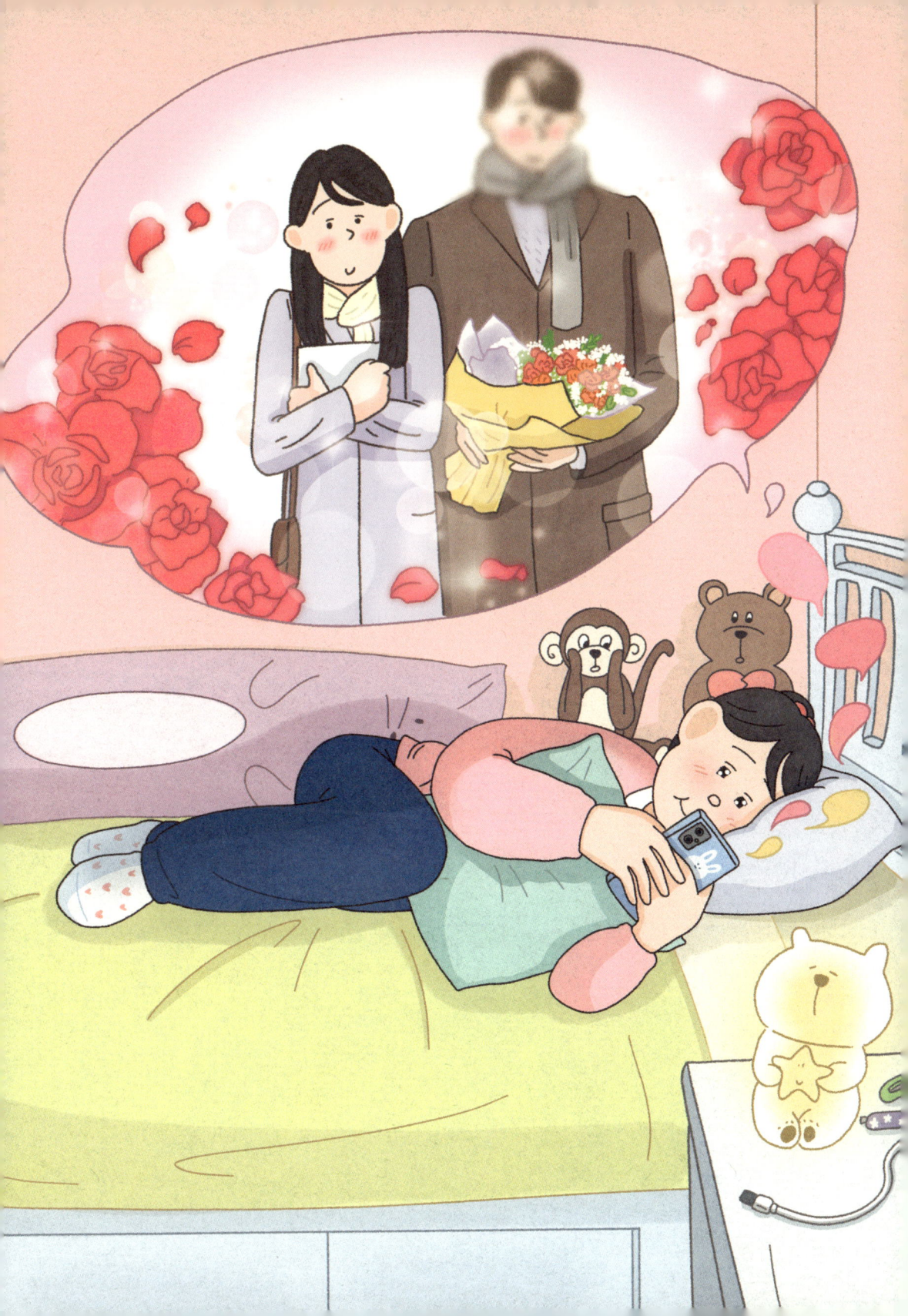

방장_S대 의대생

현지야, 초코우유 먹고 힘내서 공부 열심히 해. 네 옆에 오빠가 있다는 것 잊지 말고!

선물이 도착했습니다.

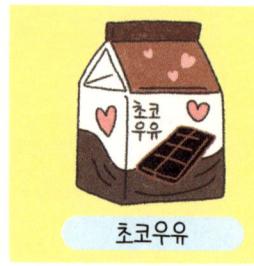

초코우유

오빠, 고마워요.
오빠도 오늘 즐겁게 보내요.

　방장 오빠는 과외 아르바이트를 해서 돈이 많다며 쿠폰 선물도 자주 했어요. 선물을 받기만 해서 미안하다는 현지 말에 오빠는 자기에겐 현지 사진이 선물이라고 했어요. 현지는 잘 나온 사진 몇 장을 보냈어요. 나중에는 오빠가 민소매나 짧은 치마를 입은 사진을 보내 달라고 했어요. 현지는 좀 부끄러웠지만, 오빠는 현지가 좋아하고 의지하는 사람이니까 괜찮을 것 같았어요. 게다가 오빠가 자기만 본다고 했거든요. 오빠 선물을 받고 현지가 사진을 보내는 일이 어느새 잦아졌어요.

방장_S대 의대생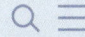

방장_S대 의대생

> 현지야, 다음 주에 시험이라고 했지?
> 이걸로 〈정답 킬러〉라는 문제집 사서 풀어 봐. 도움이 될 거야.

> 선물이 도착했습니다.
>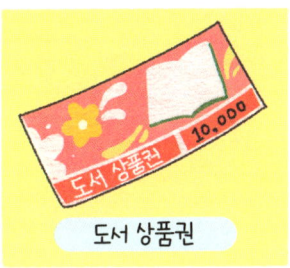
> 도서 상품권

> 우아, 선물을 또!
> 100점으로 보답할게요. 🩷

방장_S대 의대생

> 명문대에 다니면 좋은 게 뭔 줄 아니?
> 내가 명문대에 가기 위해 했던 노력을 사람들이 인정해 줘.
> 현지도 공부를 열심히 하면 좋겠어.
> 이번 시험 잘 보면 우리 꼭 만나자!

현지는 자신을 이해해 주고 도와주는 오빠가 있어 아주 든든했어요. 덕분에 자신감도 생기고 성격도 밝아졌어요. 방장 오빠가 알려 준 대로 열심히 공부하니 성적도 많이 올랐어요.

드디어 현지는 오빠와 만나기로 했어요.

방장 오빠를 조심하라는 경고 메시지!

'방장 오빠를 만나면 뭘 할까? 무슨 얘기를 나누지?'

현지는 오빠와 함께 햄버거를 먹고 실컷 수다를 떨 생각에 마음이 들떴어요.

그런데 오빠는 현지가 학교에서 있었던 일을 말하기 시작한 지 십 분도 안 돼서 지루한 표정을 했어요. 그러고는 자꾸 이상한 질문을 했어요.

"현지는 남자 친구 사귀어 봤니?"

"아니요."

"그럼, 뽀뽀도 못 해 봤겠네? 나중에 오빠가 가르쳐 줘야겠다."

현지는 헷갈렸어요.

'왜 이런 이상한 말을 하지? 나를 어른으로 대접하는 건가?'

현지는 좋은지 나쁜지 알 수 없는 감정이 들었어요.

오빠는 햄버거를 다 먹자마자 심심하다며 노래방에 가자고 했어요.

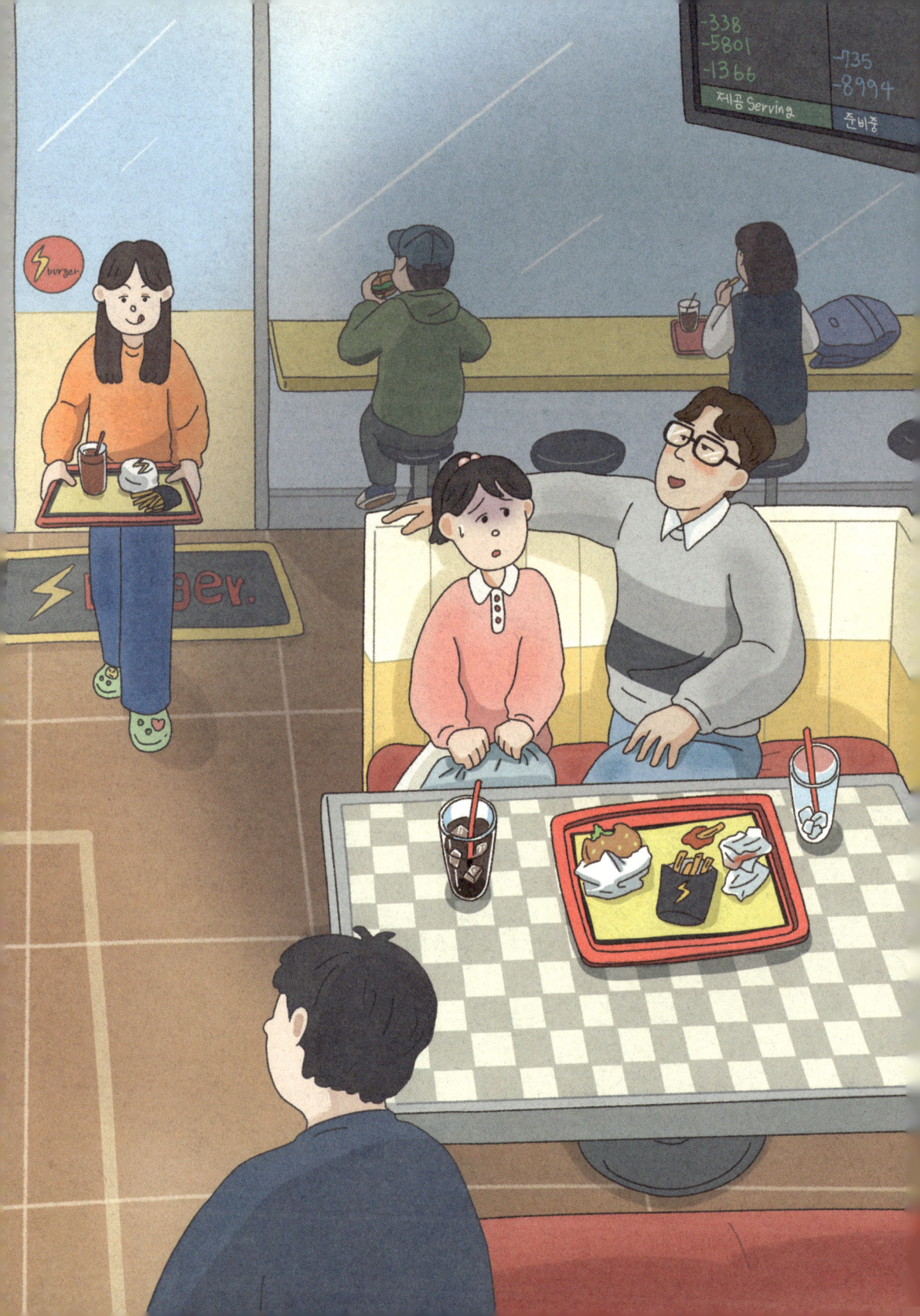

"우리 어렵게 만났는데 오빠가 노래방에서 뽀뽀도 가르쳐 줄까?"

현지는 소름이 돋았어요. 어깨를 감싸며 말하는 방장 오빠가 갑자기 낯설게 느껴졌어요. 좋은지, 나쁜지 알 수 없던 감정이 나쁜 쪽으로 확 기울었어요.

현지는 화장실에 다녀온다고 말하고 일단 자리를 피했어요. 무섭기도 했고 생각할 시간이 필요했어요.

'어떡하지? 내가 생각했던 오빠가 아니야. 아니, 그래도 내 마음을 잘 알아준 사람이잖아…….'

현지가 도대체 오빠는 어떤 사람일까 고민하고 있을 때, 스마트폰에서 메시지 도착음이 울렸어요.

> 혹시 지금 방장을 만나고 있니?
> 방장을 조심해.
> 마음을 안아 준다며 채팅방을 만들어 놓고,
> 마음을 망가뜨리는 사람이야.

'마음을 망가뜨린다고?'

누가 보냈는지 알 수 없었지만, 현지는 그제야 방장 오빠가 어떤 사람인지 알 것 같았어요. 현지는 오빠가 있는 곳으로 돌아가지 않고, 햄버거 가게 밖으로 나왔어요.

급히 두세 걸음을 떼었을 때 방장 오빠에게서 전화가 왔어요. 받을까 말까 망설이다 집요하게 울리는 전화벨 소리에 결국 전화를 받았어요.

"현지야, 얼른 오지 않고 뭐 해?"

"노래방 싫어요. 이런 만남도 싫어요. 저 집에 갈게요."

"뭐? 그냥 간다고? 내가 지금까지 너한테 쓴 시간과 돈이 얼마인지 알아?"

"오빠가 준 거잖아요. 제가 달라고 한 적 없잖아요!"

"됐고! 그동안 너랑 나눈 대화, 너에게 보낸 쿠폰, 네가 보낸 사진, 모두 캡처해서 오픈 채팅방에 올리기 전에 빨리 뛰어와. 알았어?"

다정했던 방장 오빠는 무서운 사람으로 돌변해 현지에게 소리를 질렀어요. 방장을 조심하라던 메시지처럼 오빠는 정말 현지 마음을 망가뜨려 놓았어요.

현지는 아무 말 없이 전화를 끊었어요. 이제는 방장 오빠를 믿을 수 없었으니까요. 현지는 이제 누구를 믿어야 할지 막막하기만 했어요. 마치 텅 빈 공간에 혼자 남겨진 것 같았어요. 현지는 갑자기 눈물이 쏟아졌어요.

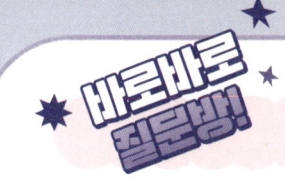# 오늘의 주제는 온라인 그루밍

Q 제 이야기를 잘 듣고 공감해 주는 사람을 만나면 저도 현지처럼 깜빡 속았을 것 같아요. 현지가 당한 일이 '온라인 그루밍'인가요?

맞아요. '온라인 그루밍'은 '온라인'과 '그루밍 성범죄'를 합친 말이에요. 그루밍(Grooming)에는 '길들이다'라는 의미가 있어요. 온라인 그루밍은 범죄자가 온라인을 통해 접근해 피해자를 길들인 후 친해지고, 경계가 느슨해지면 친분을 이용해 신체 사진이나 영상을 요구하면서 성적인 학대나 착취를 하는 성범죄를 말해요.

Q 인터넷에서 만나 친해진 사람이 저한테 무척 잘해 줘요. 그런데 혹시 온라인 그루밍이 아닐까 걱정돼요. 온라인 그루밍의 수법을 자세히 알려 주세요.

방장 오빠의 행동이 전형적인 온라인 그루밍 범죄 수법이에요.
범죄자는 먼저 채팅방, 유튜브, 릴스, 인스타그램, 랜덤 채팅, 게임 사이트, 메타버스 플랫폼 등 다양한 경로를 통해 피해자에게 접근해요.
범죄자는 일상적인 대화를 나누며 피해자의 고민을 경청하고 공감해 주고 신뢰를 쌓아요. 공통 관심사에 대해 이야기하거나 기프티콘, 게임 아이템 같은 선물을 주면서 자신을 좋은 사람이라고 믿게 만들어요.
또 범죄자는 피해자와 대화하면서 개인 정보를 조금씩 알아내요. 그루밍으로 신뢰가 쌓인 상태라 피해자는 이름, 나이, 다니고 있는 학교, 사는 동네 등의 개인 정보를 쉽게 알려 주게 돼요.
피해자의 개인 정보를 알아낸 뒤에 범죄자는 피해자에게 얼굴이나 신체 사진 혹은 영상을 보내 달라고 해요. 만나자고 요구하기도 해요.

범죄자의 요구를 피해자가 거절하면 피해자의 개인 정보와 사진, 영상을 빌미로 협박하고 성적인 착취를 계속해요. 피해자는 협박 때문에 어쩔 수 없이 요구를 계속 들어주게 되지요. 그루밍을 통해 계속 길들여지다 보니 피해를 당하고 있다는 사실을 인지하지 못하는 피해자도 있어요.

디지털 공간에서 사람들과 교류하다 보면 온라인 그루밍 같은 성범죄에 노출될 수 있다는 사실을 현지가 미리 알았다면 좋았을 것 같아요.

맞아요. 그래서 디지털 성교육이 필요해요.
예전의 성교육은 주로 몸과 마음의 변화를 배우는 데 그쳤어요. 사춘기에 나타나는 신체적·감정적 변화를 이해하고, 스스로를 긍정적으로 바라보는 방법에 집중했죠.
하지만 이제 그것만으로는 부족해요. 기존의 성교육과 함께 디지털 세상에서 안전하게 생활하기 위한 디지털 성범죄 예방 교육도 필요해졌어요. 여러분은 아주 어릴 적부터 디지털 기기를 이용하며 인터넷을 즐기는 디지털 시민으로 살고 있어요. 디지털 공간에서 자신을 지키고 다른 사람을 인격적으로 대할 수 있게 성에 대해 바르게 배우고 판단력을 키워야 해요.
최근에는 아동과 청소년을 노리는 디지털 성범죄가 급증하고 있기 때문에 디지털 성범죄 예방 교육인 디지털 성교육이 꼭 필요해요.

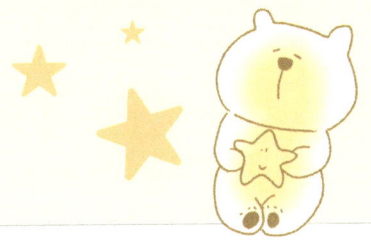

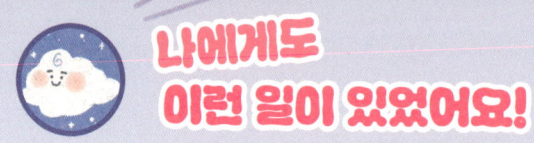

나에게도 이런 일이 있었어요!

💬 아이돌 팬 카페에서 만난 사람과 주로 밤늦게 채팅을 나눴어요. 그 사람이 음원 선물도 보내고 잘해 주더니, 어느 날 제 신체 사진을 찍어 보내 달라는 이상한 요구를 했어요.

가해자가 접근하는 방법이 매우 다양해졌어요. 오픈 채팅방에 개설된 '문제 풀이방' 같은 곳에서 공부를 가르쳐 주는 대학생으로 꾸며 접근하기도 하고, 메타버스 플랫폼에서 잘 놀아 주는 언니로 위장해 다가가기도 해요. 디지털 공간, 어디에나 가해자가 있다고 생각해야 해요. 가해자는 늦은 밤에 인터넷에 접속하는 어린이와 청소년은 상대적으로 보호자의 관리가 소홀할 것으로 생각해요.

또한 밤이 되면 하루 동안 쌓인 피로로 몸과 마음이 지치기 쉬워요. 이럴 때는 집중력과 판단력이 떨어지기 때문에 자극적인 영상이나 메시지에 감정적으로 반응할 수도 있어요. 그래서 잠자리에서는 스마트폰을 멀리하는 게 좋아요.

💬 '외동들의 세상'이라는 오픈 채팅방에서 만난 오빠랑 자주 채팅하다 허물없는 사이가 됐어요. 오빠가 둘만의 비밀을 만들자고 해서 얼떨결에 서로 몸 사진을 주고받았어요. 너무 후회돼요.

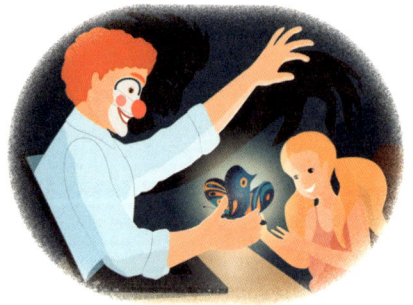

온라인 그루밍 성범죄를 당하면 마음에 심각한 상처를 받아요. 믿었던 사람에게 배신당했다는 생각에 우울하기도 하고, 그런 사람을 믿은 자신을 자책하기도 해요. 하지만 꼭 알아 둬야 할 사실은 피해자의 잘못이 아니라는 점이에요. 미성년자에게 성적인 사진을 보내라는 요구는 처벌할 수 있는 범죄예요. 잘못은 함정을 파 놓고 범죄를 저지른 가해자에게 있어요. 그러니 자신을 탓하지 않도록 해요. 피해 경험을 털어 내고 소중한 일상을 회복하는 일에 집중하세요.

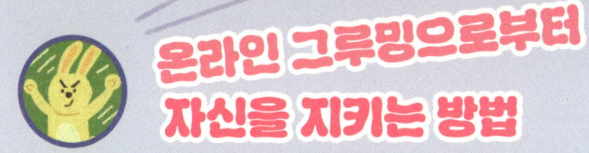

온라인 그루밍으로부터 자신을 지키는 방법

- ✓ **개인 정보를 꼼꼼하게 지켜요.** SNS나 메신저, 게임 등에서 모르는 사람에게 자신의 개인 정보를 절대 알려 주지 마세요. 프로필 공개 범위도 꼭 고민하고 설정하세요.

- ✓ **온라인에서 만난 낯선 사람의 과한 친절을 조심하세요.** 누군가가 갑자기 다가와 친한 척을 하거나 지나치게 개인적인 질문 혹은 성적인 질문을 하면 일단 의심하세요.

- ✓ **상대방의 프로필이 거짓일 수 있다는 사실을 염두에 두세요.** 온라인 프로필은 얼마든지 가짜로 만들 수 있기 때문에 의심 없이 다 믿으면 안 돼요. 상대방이 얼굴이 나온 사진과 영상을 보내 줬다고요? 합성하거나 조작한 영상일 수 있어요.

- ✓ **비밀을 만드는 사람을 조심하세요.** "너랑 나랑 둘만의 비밀이니 아무에게도 말하지 마.", "부모님이 알면 걱정할 테니 비밀로 하자.", "우리는 사귀는 사이니까 이 정도는 괜찮아.", "내 사진 보냈으니까 너도 보내 줘. 나만 볼게." 등과 같은 말을 조심해야 해요.

- ✓ **실수로 개인 정보를 노출했거나 사진을 보냈다면 가족, 선생님 등 믿을 만한 어른에게 바로 도움을 요청해요.** 혼날까 봐 채팅방을 그냥 나와 버리거나 사실을 숨기면 피해가 더 커질 수 있어요. 가까운 사람에게 말하기 어렵다면 상담실이나 관련 기관에 전화해 도움을 요청하세요(144쪽 참고).

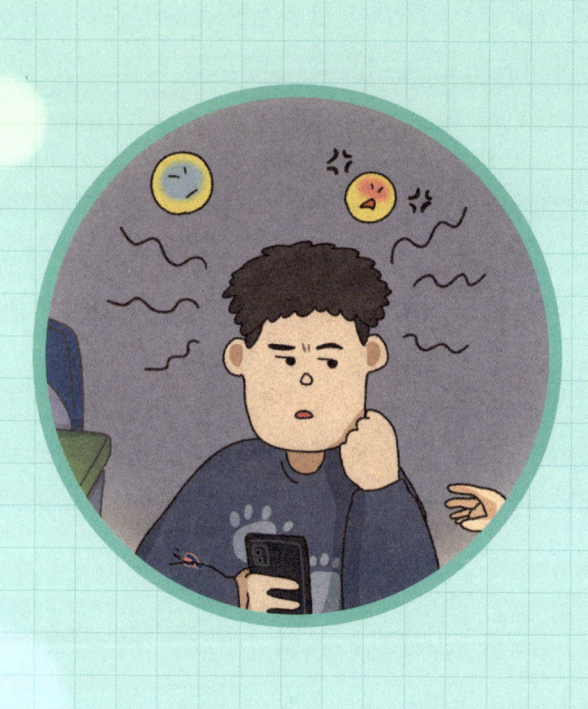

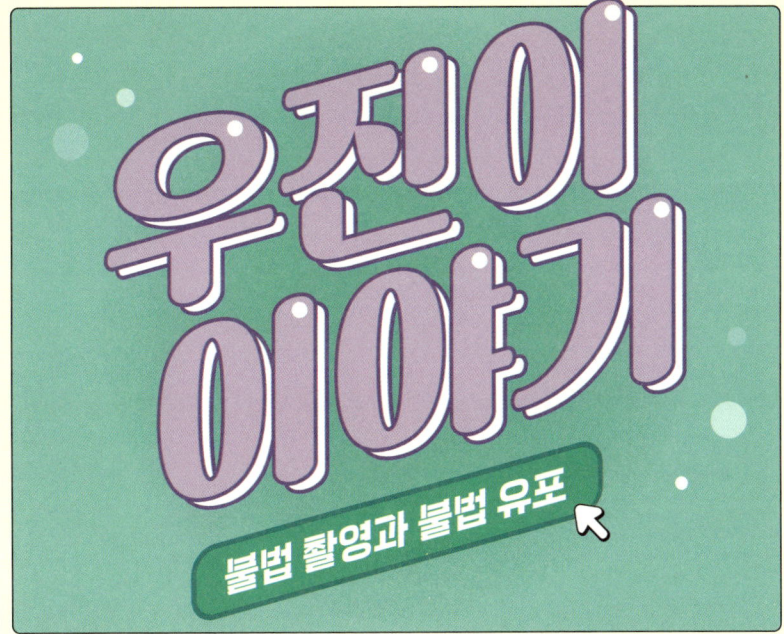

2장 우진이 이야기
불법 촬영과 불법 유포

불법 촬영
성적 욕망 또는 수치심을 유발할 수 있는 신체를 촬영 대상자의 동의 없이 사진이나 영상으로 촬영하는 범죄.

불법 유포
촬영 대상자의 동의를 받지 않고 사진, 동영상을 퍼뜨리는 범죄.

장난으로 찍었는데, 뭐가 문제야?

남자 대 여자 피구 시합

선생님이 피구공을 바닥에 통통 튕기며 말했어요.

"자, 오늘 피구 시합은 어떻게 팀을 나눌까? 1조랑 3조가 한 팀, 2조랑 4조가 한 팀이 되면, 어때?"

손깍지를 끼고 쭉 팔을 뻗어 몸을 풀던 우진이가 깜짝 놀란 듯 말했어요.

"선생님, 안 돼요! 1조랑 3조엔 여자애들이 더 많아서 불리해요."

"그게 왜 불리해?"

태리가 발끈하자, 우진이가 코웃음을 치며 말했어요.

"김태리, 그걸 일일이 말해 줘야 아냐? 여자애들은 공도 잘 못 던지고, 공이 날아와도 잽싸게 피하지도 못하고…….."

"여자라서가 아니라, 사람에 따라 운동 실력이 다른 거잖아!"

"그러니까 여자애들은 운동 실력이 없다고!"

그때 선생님이 삐 하고 호루라기를 불었어요. 우진이와 태리를 향했던 눈들이 일제히 선생님에게 집중됐어요.

"그래, 태리 말이 맞아. 사람마다 운동 실력이 다르지. 여자는 다 운동을 못하고 남자는 다 잘하고 그렇지 않아."

우진이는 선생님 얘기에도 입을 삐쭉거리며 구시렁거렸어요.

"아휴, 진짜 여자애들 피구 못하는데…….."

우진이가 작게 한 말을 태리가 듣고는 손을 번쩍 들었어요.

"선생님, 최우진이 여자애들이 많은 팀이라 자꾸 불리하다고 하는데요. 아예 오늘 피구 시합은 남자 대 여자로 한번 해 보면 어때요?"

태리 말에 아이들이 여기저기서 "좋아요!", "해 봐요!" 하고 찬성했어요. 선생님은 빙그레 웃으며 말했어요.

"그래! 너희가 원하면 그렇게 해 보지 뭐. 오늘의 규칙은 딱 하나다. 최선을 다해 열심히 뛰기!"

선생님 말이 끝나기 무섭게 아이들이 우진이와 태리를 중심으로 흩어졌어요. 잠깐 작전 회의를 하고 선생님의 호루라기 소리에 맞춰 피구 시합이 시작됐어요.

"자, 승호야, 공 받아!"

우진이가 먼저 힘껏 공을 던졌어요. 공을 피해 여자아이들이 우르르 구석으로 몰려갔어요.

승호가 잽싸게 공을 받아 바로 구석에 있는 여자아이들에게 던지자, 공을 피하던 민서가 맞았어요.

"김민서, 죽었어! 아웃!"

우진이가 신나게 소리를 지르며 튕겨 나온 공을 잡아 힘껏 던졌어요. 공이 선 밖에 있던 여자 공격 팀 쪽으로 날아갔어요. 태리가 날렵하게 날아올라 공을 잡았어요.

태리가 힘껏 던진 공에 남자아이 두 명이 맞았어요.

"두 명, 다 나가! 아웃!"

태리의 고함에 여자아이들이 신이 나 소리를 질렀어요.

시합은 더 격렬해졌고 아이들은 땀범벅이 될 정도로 열심히 뛰었어요. 시간 가는 줄 모르고 피구를 하다 보니 어느새 수업이 끝나는 종이 울렸어요.

선생님이 선 안에 살아남은 아이들을 쓱 훑더니 말했어요.

"남자 둘, 여자 넷이네. 자, 오늘 피구 시합은 여자 팀 승!"

우진이 얼굴이 확 구겨졌어요.

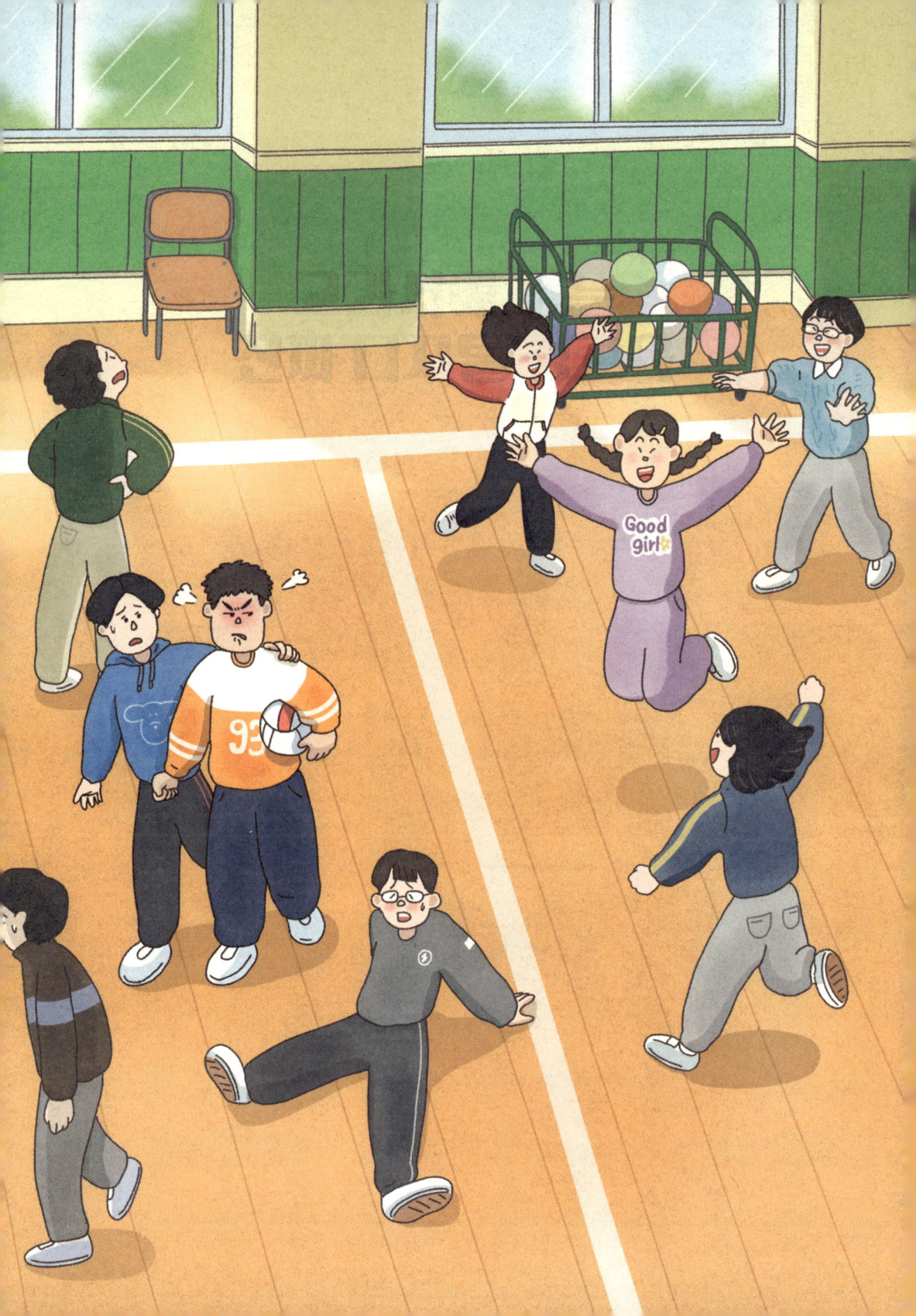

최우진 대 김태리

교실에 들어와서도 우진이는 계속 투덜거렸어요.

"말도 안 돼! 우리가 여자애들한테 피구를 지다니. 오늘 진짜 이상하게 공이 빗나가더라."

남자아이들은 우진이 말에 맞장구쳤어요.

"맞아. 실수만 하지 않았어도 우리가 이겼을 텐데 말이야. 그런데 태리는 피구 엄청나게 잘하더라."

"운이 좋았지 실력은 없었어. 어쩌다 이겼다고. 다시 하면 분명 남자애들이 이길 거야. 선생님한테 한 번 더 하자고 해야겠어."

우진이는 두 주먹까지 불끈 쥐고 복수를 다짐했어요. 남자아이들도 같은 자세를 취하며 "아자!" 하고 기합 소리를 냈어요.

그때 갑자기 우진이가 손가락을 입에 대며 조용히 하라는 신호를 보냈어요. 그리고 바로 눈짓으로 옆 분단에 서 있는 민서를 가리켰어요. 몸을 반쯤 숙인 민서는 윗옷이 올라가 허리에 맨살이 살짝 보이는 모습이었어요. 남자아이들이 그걸 보고 킥킥거리자, 우진이는 장난기가 발동했어요. 피구에서 구겨진 자존심 때문에 여자아이들을 골려 주고 싶은 마음도 있었어요.

우진이는 가방에서 스마트폰을 꺼내 민서 쪽으로 가까이 다가갔어요. 뒤돌아 서 있던 민서는 아무것도 모르고 있었어요.

우진이가 스마트폰을 들어 올려 민서를 찍으려는 순간이었어요.

필통 하나가 우진이 쪽으로 날아왔어요. 필통은 정확히 우진이 스마트폰을 맞혀 바닥에 떨어뜨렸어요.

"누구야? 필통 던진 사람 누구냐고!"

우진이가 스마트폰을 주워 혹시 깨진 곳은 없나 요리조리 살펴보며 소리쳤어요. 그때 태리가 다가와 필통을 주우면서 말했어요.

"최우진, 너 지금 민서 사진 찍으려고 했지? 네가 민서 허락 없이 사진을 찍으니까 내가 마음이 급했어."

"김태리, 너 진짜! 이거 새 스마트폰인데 고장 났으면 네가 책임져!"

우진이는 몰래 사진 찍다가 들킨 것이 무안해서 괜히 더 크게 소리 질렀어요. 태리가 우진이 얼굴을 똑바로 보며 말했어요.

"너도 책임질 수 있는 행동만 해. 왜 허락도 없이 남의 사진을 찍으려고 그래?"

"네가 무슨 상관이야?"

우진이는 태리를 한참 동안 노려보며 씩씩거렸어요. 태리 때문에 되는 일이 없는 것 같았어요.

우진이는 오늘은 더 이상 태리랑 마주치고 싶지 않았어요. 하지만 어쩔 수 없이 또 태리를 만났어요. 둘은 같은 수학 학원에 다니거든요.

태리가 학원 교실로 들어오자, 우진이는 표 나게 고개를 홱 돌려 스

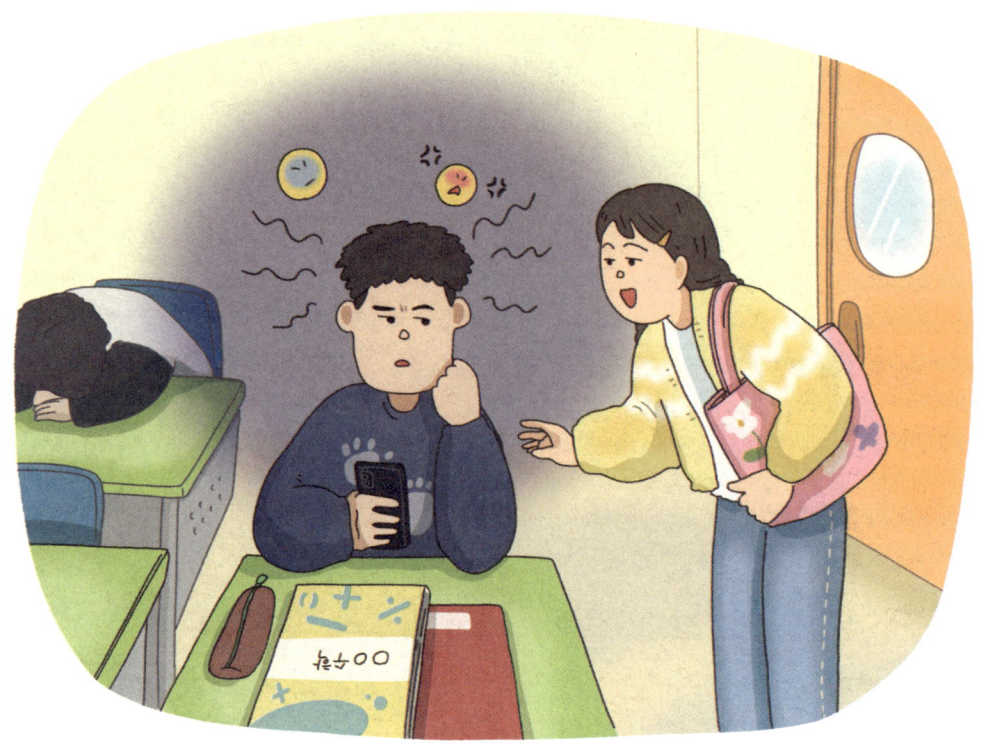

마트폰을 보는 척했어요. 그런데도 태리는 우진이에게 다가와 말을 걸었어요.

"야, 최우진. 스마트폰 사용하는 걸 보니까, 고장 안 났지? 걱정했는데 다행이다."

"뭐? 병 주고 약 주냐? 됐으니까 저리 가."

"네가 고장 나면 책임지라고 했으니까 물어봤지. 아님 말고."

우진이는 피구 시합에서 진 일부터 스마트폰이 깨질 뻔한 일까지, 태리가 사사건건 태클을 거는 것 같아 기분이 나빴어요. 남자 대 여자 피구 시합에서도 졌는데, 어쩐지 최우진 대 김태리 싸움에서도 지고 있는 느낌이었어요.

> 너도 한번 당해 볼래?

학원 쉬는 시간.

우진이는 화장실에서 민기를 놀리고 있었어요. 볼일을 보러 들어간 민기가 빨리 안 나오자, 우진이는 민기가 들어간 칸의 문 밑으로 스마트폰을 집어넣고 재촉했어요.

"야, 너 안 나오면 찍는다. 다섯 셀 때까지 나와. 5, 4, 3……."

"찍지 마, 찍지 마. 찍기만 해 봐. 나간다니까 나가. 지금 나가."

우진이는 다급한 민기 목소리가 웃겨서 배꼽을 잡으며 스마트폰을 화장실 칸 안으로 더 깊숙이 집어넣었어요. 그러자 민기가 황급히 나왔어요.

"최우진, 안 찍었지?"

"그건 모르지, 헤헤. 지금이라도 찍어 줄까?"

우진이는 스마트폰으로 민기를 찍었어요. 바로 그때, 태리가 화장실에 들어왔어요.

우진이는 생각했어요.

'또 김태리네? 원수는 외나무다리가 아니라 화장실에서 만나는구나.'

태리는 한심한 눈빛으로 우진이를 보며 말했어요.

"최우진, 너는 화장실에서도 사진 찍냐? 그것도 남녀 공용 화장실에서? 사람들이 불편해할지도 모른다는 생각은 안 해 봤어?"

"아휴, 김태리, 얘가 또 잘난 척이네. 우리끼리 장난치는데 네가 무슨 상관이야? 네가 무슨 선생님이라도 돼? 우리끼리 노는 거니까 신경 꺼."

"나도 신경 쓰고 싶지 않으니까 볼일 봤으면 얼른 나가."

"뭐? 나가? 이 화장실이 네 거야?"

우진이가 발끈해서 태리와 싸우려는데 민기가 우진이를 끌고 나갔어요. 화장실 밖으로 나온 우진이는 갑자기 얄미운 태리를 놀려 주고 싶다는 생각이 들었어요.

'김태리, 너도 한번 당해 볼래? 저렇게 잘난 척하는 애가 다급하면 어떻게 변할까?'

우진이는 당황한 태리 모습을 보고 싶었어요.

이틀이 지나고 수학 학원에 가는 날이 왔어요.

우진이는 학원에 좀 일찍 도착했어요. 교실로 가려는데 태리가 화장실에 들어가는 모습이 보였어요.

'오! 지금이 김태리를 골려 줄 기회야.'

우진이는 태리를 뒤따라 화장실로 들어갔어요. 세면대 앞에 아무도 없는 걸 보니 태리는 하나밖에 없는 화장실 칸으로 들어간 게 분명했어요.

'이렇게 하면 엄청나게 놀라겠지?'

우진이는 스마트폰을 꺼내 소리를 키운 다음, 태리가 들어간 칸 앞에서 일부러 사진 찍는 소리를 냈어요.

"찰칵! 찰칵!"

사진 촬영 소리가 나자 곧바로 태리의 다급한 목소리가 들렸어요.

"누구세요? 누구야? 누구냐고!"

예상했던 대로 태리가 깜짝 놀라 허둥댔어요. 우진이는 웃음이 났어요. 어쩐지 태리를 이긴 것 같은 기분이 들었어요. 우진이는 입꼬리 한쪽을 올리며 생각했어요.

'다급하니까 김태리도 별수 없네, 뭐.'

우진이는 조용히 화장실에서 빠져나와 편의점에서 초코바 하나를 사 들고 교실로 들어갔어요. 태리가 이상하리만큼 빤히 우진이 얼굴을 쳐다봤어요. 우진이는 조금 뜨끔했지만 보란 듯이 초코바 봉지를 쭉 찢으며 태리에게 말했어요.

"먹을래?"

"아니, 됐어."

중간 쉬는 시간, 태리는 또 화장실에 가는 것 같았어요. 우진이는 한 번 더 장난을 치고 싶었어요. 화장실에 들어가는 태리를 확인하고 따라 들어갔어요.

우진이는 이번에는 더 과감하게 민기에게 한 것처럼 태리가 들어간 화장실 칸의 문 밑에 스마트폰을 살짝 넣고 촬영 버튼을 눌렀어요.

"찰칵! 찰칵!"

그런데 안에서 아무 소리도 나지 않았어요.

'어, 이상하다. 소리가 잘 안 들리나?'

우진이는 스마트폰을 좀 더 깊숙하게 넣고 버튼을 눌렀어요.

"찰칵! 찰칵! 찰칵!"

이번에도 안에서 아무런 인기척이 없었어요.

'이상하다. 문이 잠겨 있으니 분명히 안에 태리가 있을 텐데…….'

우진이는 갑자기 이상한 생각이 들어 스마트폰을 빼려고 했어요. 그런데 스마트폰이 꼼짝하지 않았어요.

'어? 어? 이게 왜 이러지?'

그때 화장실 칸 안에서 소리가 들렸어요.

"스마트폰에서 손 떼! 내가 밟고 있으니까."

우진이는 바로 스마트폰을 놓았어요. 새 스마트폰이 박살 나면 안 되니까요.

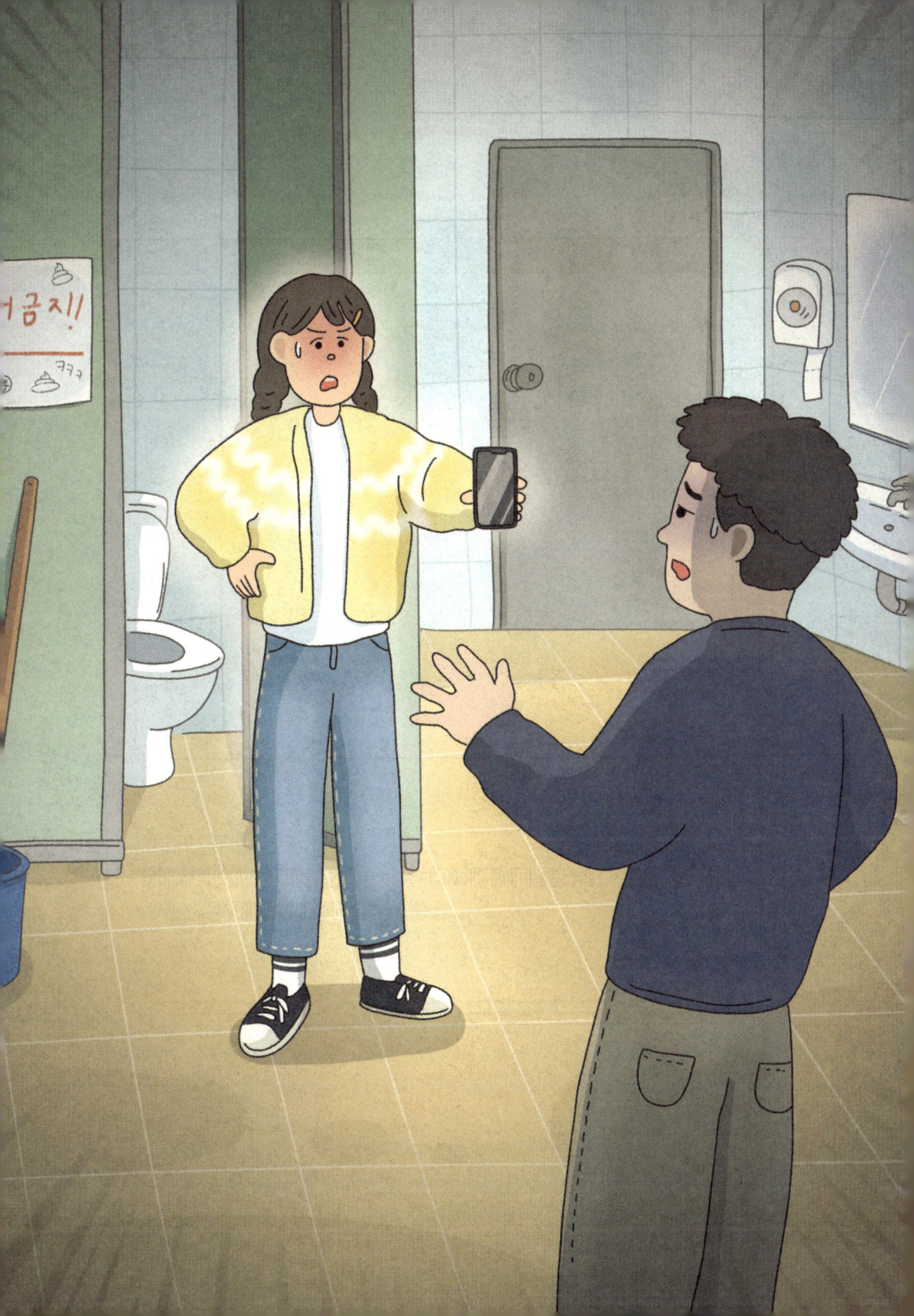

문이 열리고 태리가 우진이 스마트폰을 들고나왔어요.

"최우진, 네 짓일 줄 알았어."

"뭔 소리야? 내가 뭘 했다고. 장난 좀 친 걸 가지고."

"이게 장난이야? 범죄지."

"야, 김태리. 이게 무슨 범죄냐? 민기랑 나는 맨날 이러고 놀아. 그냥 장난이라고."

"다른 사람의 신체를 몰래 찍는 게 장난이라고? 장난인지 아닌지 선생님한테 물어볼까?"

"야, 뭐 이런 걸 선생님한테 이르냐? 놀라게 하려고 그랬어. 재밌잖아. 그리고 뭐, 사진을 누구한테 보여 주는 것도 아니고 나 혼자 가지고만 있는데, 뭐가 문제야?"

우진이 말을 듣는 태리 얼굴이 일그러졌어요.

"뭐가 문제냐고? 내가 신고해도 그렇게 자신 있게 말할 수 있어?"

"신고?"

신고라는 말에 우진이 표정이 단박에 심각해졌어요.

"최우진! 넌 이게 정말 재미있는 장난이라고 생각했어? 아무 잘못이 없다고 생각했다고? 사진 찍히는 사람이 어떨지는 생각 안 했냐고!"

태리가 실망한 눈빛으로 입술을 파르르 떨며 말했어요.

태리 말을 듣는 순간, 우진이는 뒤통수를 얻어맞은 것 같았어요. 찍는 재미만 생각했지, 찍히는 사람의 마음에 대해선 한 번도 생각해 본 적이 없었기 때문이에요.

　우진이는 태리 손에 들려 있는 자신의 스마트폰을 멍하니 바라봤어요. 조금 전까지 재미있는 장난감 같던 스마트폰이 갑자기 무섭게 느껴졌어요.

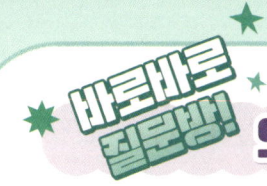 **오늘의 주제는 불법 촬영과 불법 유포**

Q 우진이 말처럼 사진을 몰래 찍어도 가지고 있기만 하면 괜찮지 않나요?

> 아니요, 괜찮지 않아요. 불법 촬영은 촬영 대상자의 동의 없이 성적 욕망이나 수치심을 유발할 수 있는 신체를 사진이나 영상으로 촬영하는 행동을 말해요.
>
> 상대방의 동의 없이 신체, 사생활, 성행위를 촬영하는 일 자체가 범죄예요. 불법 촬영한 사진과 영상을 저장해서 가지고 있는 일, 유포하는 일, 유포하겠다고 협박하는 일, 전시하는 일 모두 불법이에요.
>
> 또한 자신이 직접 찍지 않았어도 불법 촬영물, 불법 유포 영상을 다운로드하거나 시청하는 행동도 디지털 성범죄에 해당해요.

Q 아이들 대부분이 상대방의 허락 없이 그냥 찍는데요? 사진은 순간 포착이 중요한데, 그걸 언제 물어봐요.

> 아동과 청소년들 중에는 불법 촬영이 범죄가 아니라고 생각하는 경우가 많아요.
>
> "재미난 장난이라고 생각해서.", "호기심 때문에.", "남들도 그렇게 하니까." 이런 이유로 누군가를 동의 없이 촬영하는 행동을 가볍게 여기는 경우가 있어요. 불법 촬영을 놀이 문화 정도로 생각해서는 안 돼요.
>
> 상대방을 곤란하게 만들거나, 또래 집단에서 자신을 과시하기 위해 함부로 누군가를 찍는다면, 그 순간부터 디지털 성범죄의 가해자가 될 수 있어요.

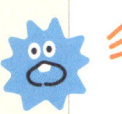

자신이 불법 촬영을 당한 사실을 알게 되었다면 어떻게 해요?

먼저 부모님이나 선생님에게 알리고 경찰이나 관련 기관에 신고할지 결정하세요. 디지털 공간에서는 사진과 영상이 빠르게 퍼져 나갈 수 있기 때문에 빨리 알려야 피해를 줄일 수 있어요.

불법 촬영은 공중화장실, 지하철 등 공공장소에서 스마트폰 카메라 외에도 초소형 카메라, 변형 카메라를 이용하기도 합니다. 때문에 사진이 찍혔는지 피해 사실을 정확하게 인지하기 어려울 때도 있어요. 피해가 확실하지 않더라도, 의심되는 상황이나 이상한 점을 발견했다면 해당 장소의 관리자나 경찰에 즉시 신고하세요. 또한 피해 촬영물이나 복제물이 유포된 경우, 국가에서는 전문 기관을 통해 삭제 지원을 제공하고 있으니 반드시 도움을 요청하세요.

불법 촬영물을 접했을 때는 어떻게 해야 하나요?

불법 촬영물은 누군가의 인권을 침해한, 피해자가 있는 '피해 촬영물'이에요. 이러한 영상이나 사진은 사람들의 관심이 높아질수록 더 널리 퍼지고, 그만큼 피해자의 고통도 커질 수 있습니다. 따라서 피해 촬영물은 절대 보지도 말고, 다운로드하거나 공유해서도 안 돼요. 그런 행동은 가해 행위에 동참하는 것과 다름없으니까요. 또한 불법 촬영물임을 인지하면, 즉시 경찰에 신고하세요. 불법 촬영자나 유포자는 저작권자가 아니라, 명백한 성폭력 가해자라는 사실을 잊지 마세요.

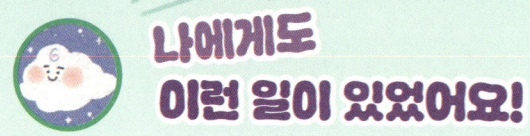

나에게도 이런 일이 있었어요!

💬 친구들과 비밀 채팅방에 참여하고 있는데, 그중 한 친구가 다른 친구들의 엉덩이나 다리 사진을 찍어서 올리는 일이 있어요. 그런 사진은 올리지 말라고 말하고 싶지만, 괜히 얘기했다가 친구들에게 따돌림당할까 봐 쉽게 말하지 못하고 있어요.

여러분은 친구와의 관계를 정말 중요하게 생각하죠? 친구끼리만 아는 비밀을 만들고, 서로 편이 되어 주고 싶을 때도 있을 거예요. 하지만 아무리 친구가 중요하더라도 다른 사람의 감정과 권리를 꼭 존중해야 해요. 어떤 행동이 누군가에게 상처를 준다면 해서는 안 되겠지요. 불법 촬영을 당한 사람의 인권을 생각해 보세요. 친구와 좋은 관계를 유지하기 위해 불법 촬영된 사진을 함께 보는 건 말도 안 돼요.
누군가 자신도 모르게 찍힌 사진이 유포되어 인권을 침해받고 있다면 이를 방관하지 마세요. 혼자 해결하려고 하지 말고 선생님이나 부모님에게 알리세요.
함께 살아가는 사회 구성원으로서 타인의 인권을 존중하기 위해 행동하는 일, 그것이 바로 도덕임을 잊지 말아야 해요.

💬 **여자 친구의 동의를 받고 저랑 뽀뽀하는 모습을 사진으로 남겼어요. 그런데 자랑하고 싶은 마음에 단짝 친구에게 그 사진을 공유한 적이 있어요.**

여자 친구가 둘만의 사적인 사진을 찍는 데 동의했더라도, 그 사진을 다른 사람에게 보여주는 것까지 동의한 것은 아닙니다. 촬영할 때 동의를 받았던 것처럼, 사진을 사용하거나 공유할 때도 매번 동의를 구해야 해요. 특히, 동의 없이 성적인 사진이나 영상을 유포하면 디지털 성범죄로 처벌받을 수 있어요.

불법 촬영과 불법 유포 피해로부터 자신을 지키는 방법

☑ **증거를 잘 준비해 두세요.** 피해 영상물, 피해 사진의 원본을 잘 보관하고, 관련 메시지나 웹사이트 화면도 캡처해 두어요. 피해 영상물이 게시된 플랫폼의 링크 주소, 게시물을 특정하여 검색할 수 있는 키워드를 알고 있다면 더욱 빠르게 도움받을 수 있어요.

☑ **불법 촬영과 불법 유포 사실을 알게 되면 바로 신고해요.** 경찰서에 방문하거나 112 전화로 신고할 수 있고, 사이버 수사대에 신고하는 방법도 있어요. 14세 미만은 보호자와 함께 신고를 진행해야 해요. 가해자를 처벌하기 위해 꼭 필요한 과정이에요.

☑ **피해자 지원 센터를 이용하세요.** 심리적 충격이 크고 불안한 상태라면, 반드시 전문가의 상담을 받아야 해요. 피해자 지원 센터에 연락해 상담과 도움을 받을 수 있어요(144쪽 참고).

☑ **피해 영상물 삭제 및 모니터링 지원을 신청하세요.** '디지털 성범죄 피해자 지원 센터(디성센터)' 홈페이지나 전화로 신청할 수 있어요. 피해자 본인과 직계 가족 대리인이 신청할 수 있고, 미성년자도 보호자 동의 없이 지원받을 수 있어요.
피해자 지원 센터에서는 피해 영상물과 영상물 유포가 확인되면 삭제를 지원하고, 유포되는지 계속 감시해 줘요. 영상물 유포가 확인되면 플랫폼에 삭제 및 접근 차단을 요청해 주고, 피해자가 요청하면 증거를 수집해 주기도 해요.

☑ **빠른 대처로 피해를 최대한 줄여요.** 무섭고 불안하다고 가만히 있으면 안 돼요. 더 이상의 피해를 막기 위해서 믿을 수 있는 기관과 어른들의 도움을 받으세요.

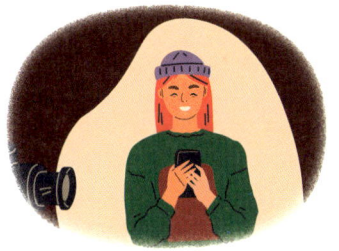

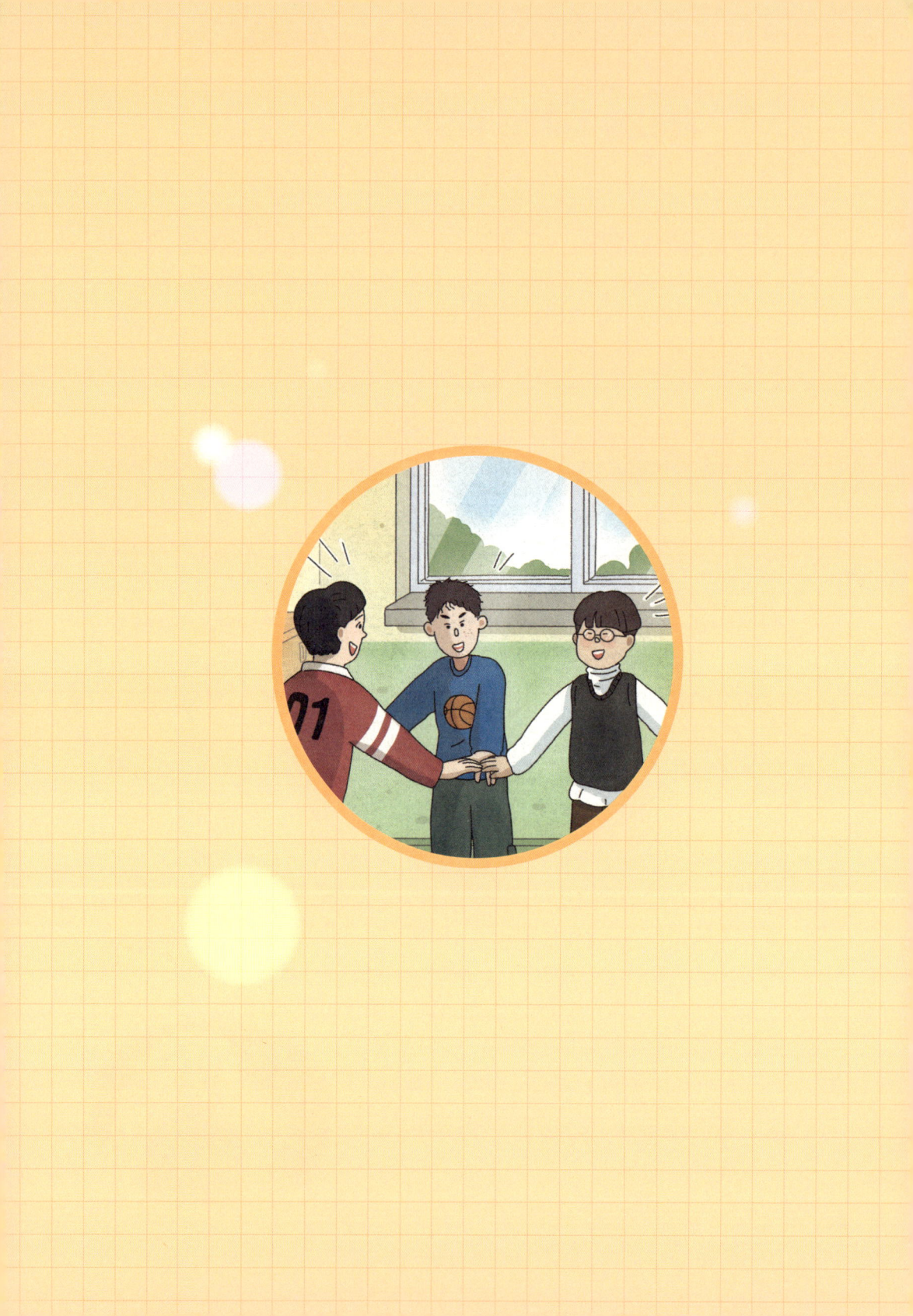

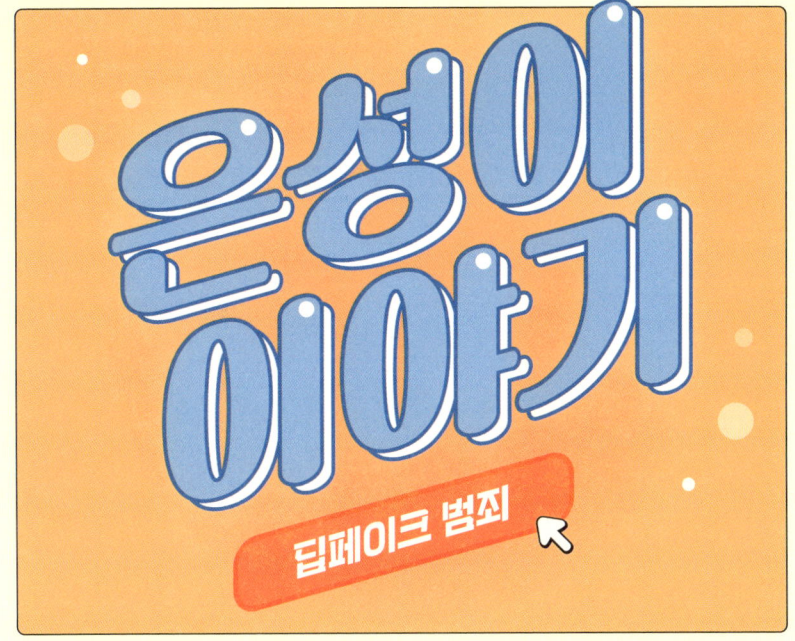

딥페이크 범죄
인공 지능으로 사진, 영상 속 사람의 이미지를 다른 사진과 합성하는 딥페이크 기술을 이용한 범죄. 딥페이크 영상의 98퍼센트 이상이 성적 허위 영상물이며, 딥페이크 범죄는 디지털 성범죄와 밀접한 관계가 있음.

너, 혹시 그 사진 봤어?

| 키 크기 프로젝트 채팅방 | |

"너, 혹시 그 사진 봤어?"

누군가가 은성이에게 말했어요.

"그 사진 봤냐고."

귀에 입을 바짝 가져다 대고 속삭이는 목소리에 놀라 은성이는 눈을 번쩍 떴어요. 며칠째 똑같은 꿈을 꾸고 있어요. 잠에서 깬 은성이는 이불을 걷어차고 머리를 쥐어뜯었어요.

은성이 악몽은 그 일이 시작이었어요.

올해 6학년이 된 은성이는 유치원 때부터 친구인 정호, 경모와 같은 반이 되었어요. 6학년 첫날, 셋은 신이 나서 어깨를 얼싸안고 빙글빙글 돌았어요.

"우린 이미 친하지만, 같은 반도 됐으니까 단톡방 하나 만들자."

은성이의 제안에 정호가 바로 주머니에서 스마트폰을 꺼내 들었어요.

"근데 단톡방 이름은 뭐로 하지?"

경모가 뭘 그런 걸 고민하냐는 듯 은근히 목소리를 낮추어 말했어요.

"당연히 비읍, 이응 친구 아니냐, 우리?"

은성이와 정호는 풋! 하고 웃음을 터뜨렸어요. 경모가 초성으로 말했지만 바로 알아들었거든요. 남자 사이에서 어릴 때부터 가까이 지낸 벗을 가리키는 말, 'ㅂㅇ친구'로 채팅방 이름이 정해졌어요.

셋은 급식실에 갈 때도, 과학실에 갈 때도 늘 함께 다녔어요. 화장실조차 같이 가는 모습에 아이들은 세쌍둥이냐고 놀렸어요.

"그리고 보니 우리 셋은 키도 비슷하네?"

은성이가 웃으며 말하자, 정호가 풀이 죽어 말했어요.

"근데 우리 셋이 반 남자애 중에 제일 작은 거 알아?"

경모가 반 아이들을 쓱 둘러보며 심각한 표정을 짓더니 갑자기 손뼉까지 치며 좋은 생각이 났다고 했어요.

"우리 키 크기 프로젝트 진행하자. 오늘부터 단톡방에 매일 자기가 먹은 음식과 운동, 키, 몸무게를 올리는 거야. 인증 사진까지, 어때?"

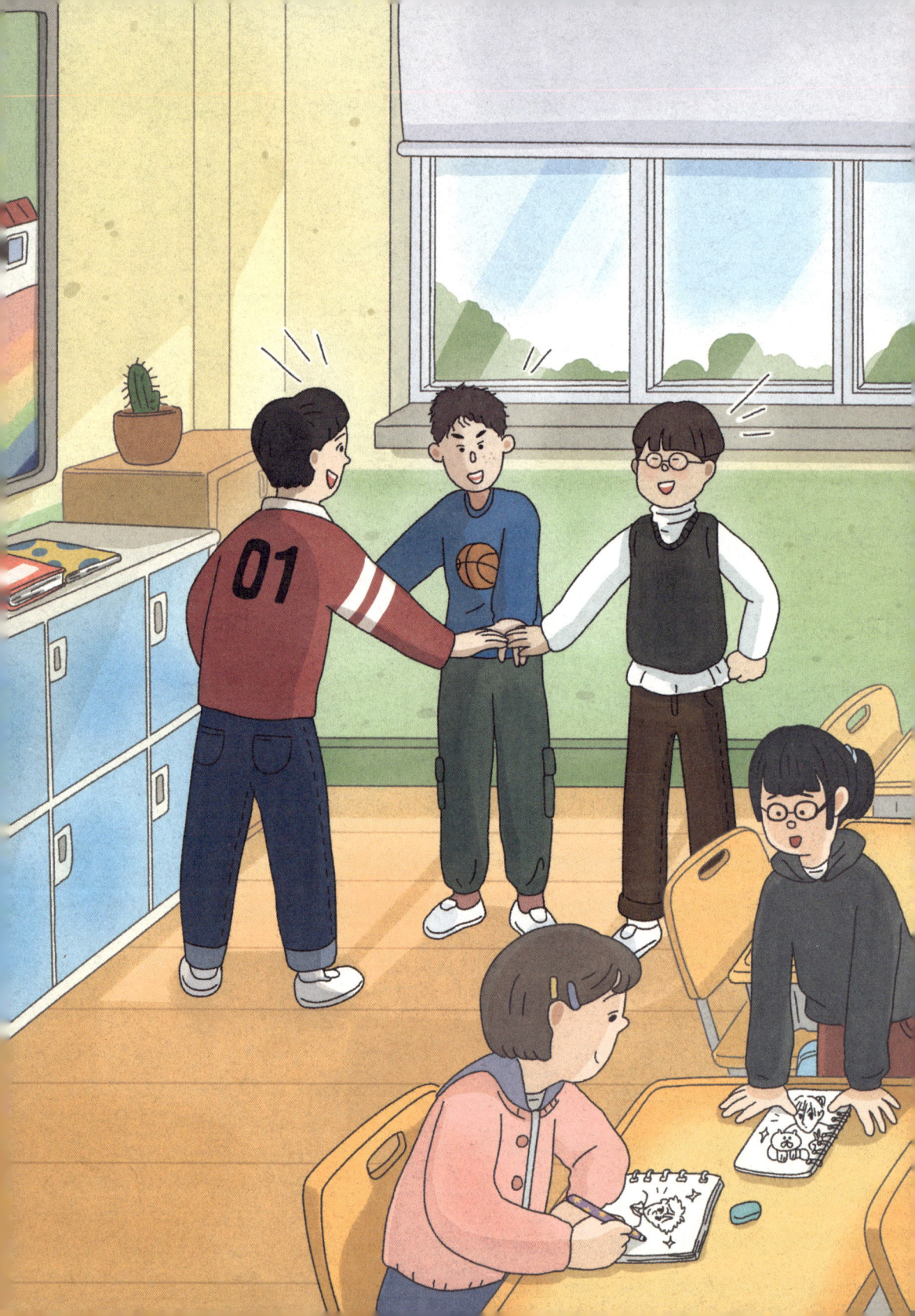

"매일? 그건 좀 귀찮은데?"

은성이가 심드렁하게 말하자, 경모는 그 정도도 못 하냐며 핀잔을 줬어요.

"한번 해 보자. 운동도 하고 음식도 신경 써서 먹다 보면 진짜 키가 클지도 모르잖아."

그렇게 말하고 나서 경모는 갑자기 손등을 내밀었어요. 눈치 빠른 정호가 그 위에 손을 겹치며 은성이를 쳐다봤어요.

"그래, 그렇게 원한다면 하지 뭐."

은성이도 웃으며 손을 포갰어요. 그러자 경모가 신나게 외쳤어요.

"하나 둘 셋! 키 크기 프로젝트, 파이팅!"

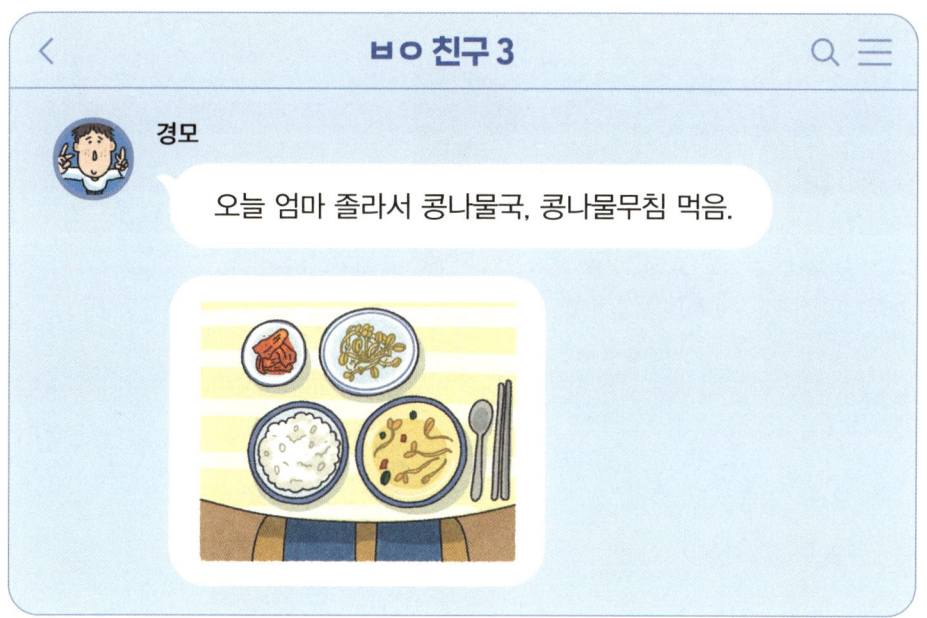

나는 우유 세 컵째 마시고 있음. 웩.

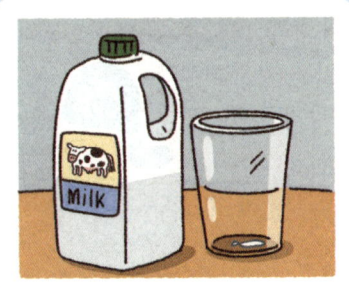

 정호

키 180센티미터 넘는 사촌 형이
키 크는 데는 줄넘기가 최고라고 함.
난 놀이터에서 줄넘기하는 중.

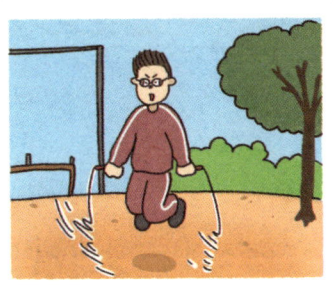

　은성이와 정호, 경모는 키 크는 데에 좋다는 음식도 챙겨 먹고 운동도 열심히 했어요.

내 잘못이 아닌데 외톨이가 되었어

셋이 경쟁하듯 인증 사진을 올린 지 석 달이 됐어요. 왠지 모르지만 은성이만 키가 눈에 띄게 쑥 컸어요.

정호와 경모는 입이 툭 나와서 은성이에게 물었어요.

"먹는 거나 운동하는 거나 우리랑 별 차이가 없는데 왜 너만 크지?"

"혹시 운동화에 키 높이 깔창 넣었어?"

경모는 의심스러운 눈길로 은성이를 위아래로 쓱 훑더니 말했어요.

"은성이 너 우리 몰래 키 크는 주사 맞고 있는 거 아니지?"

"야, 주사는 무슨 주사! 우리 엄마가 그러는데 사람마다 키가 확 크는 시기가 있는데, 내가 지금 그때인 것 같대. 친구들아, 기다려라. 너희도 곧 때가 온단다."

은성이 말에 정호가 껴들었어요.

"그러니까 그때가 언제냐고! 난 망했어. 어제 영어 학원에서 보니까 혜민이가 나보다 더 크더라."

혜민이는 정호가 짝사랑하는 애예요. 원래 작은 편은 아니었는데 이젠 정호보다 키가 더 큰가 봐요.

경모는 키 때문에 사랑이 이루어지지 않는 건 아니니까 힘내라며 정호의 축 처진 어깨를 두드렸어요.

은성이는 좀 망설이다가 말을 꺼냈어요. 어젯밤에 놀라운 걸 발견했거든요.

"애들아! 사실은 나, 키만 큰 게 아니야. 이 형님 얼굴을 한번 잘 봐라."

은성이는 엄지와 검지로 브이(V) 자를 만들어 턱을 받치며 우쭐대는 표정을 지었어요.

"짜잔! 내 코 밑에 난 털이 보이냐? 나, 수염 났다!"

은성이 말에 경모와 정호는 갑자기 난리를 피웠어요. 정호는 은성이 코 앞에 얼굴을 바짝 들이대고 보더니 말했어요.

"에이, 솜털이네. 수염은 무슨!"

은성이가 발끈했어요.

"아침에 일어나서 거울을 보면 확연하게 수염이 보인다고!"

"그래? 그럼, 아침에 일어나서 바로 사진 찍어 올려 봐. 우리가 한번 볼게."

경모와 정호는 은성이 말을 믿을 수 없다는 듯이 고개를 절레절레 흔들며 웃었어요.

다음 날, 일어나자마자 은성이는 후다닥 거울 앞으로 갔어요. 역시나! 수염이 거뭇하게 보였어요. 은성이는 잽싸게 사진을 찍어 단톡방에 올렸어요.

ㅂㅇ 친구 3

이거 봐. 수염 맞지?

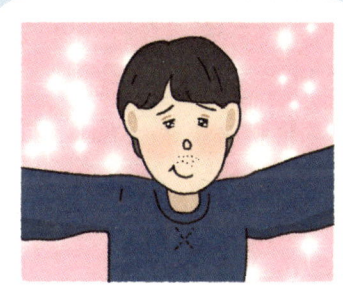

경모

오, 맞네. 인정!
키가 확 크더니 수염도 나는구나.
부럽다, 부러워.

정호

와, 진짜네?
이제 같이 다니면 은성이가
형인 줄 알겠다.
야, 좀만 천천히 커.^^

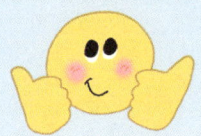

경모와 정호는 대단하다며 엄지척 이모티콘을 마구 날렸어요. 은성이는 함께 이야기할 수 있는 친구들이 있어 참 좋다고 생각했어요.

그러던 어느 날, 은성이에게 좀 난감한 일이 벌어졌어요.
경모, 정호와 축구하고 있는데 혜민이가 운동장을 가로질러 다가왔어요. 은성이가 정호를 슬쩍 보니 짝사랑하는 애가 다가오자 싱글벙글 웃고 있었어요. 입이 헤벌쭉 벌어진 정호가 혜민이를 반기며 물었어요.
"혜민아, 무슨 일이야?"
그런데 혜민이는 정호 목소리는 들리지도 않는 듯, 은성이를 보며 말했어요.
"은성아, 나랑 사귈래? 예전에는 몰랐는데 요즘 너 키도 크고 멋있어졌어. 우리 사귀어 보면 어때? 너무 오래 생각하지 말고, 대답해 줘."
뜻밖의 고백에 난처해진 은성이는 자기도 모르게 정호를 쳐다봤어요. 정호가 은성이를 노려보며 퉁명스럽게 말했어요.
"왜 나를 쳐다보냐? 너 하고 싶은 대로 해, 인마."
정호는 축구공을 뻥 차고 가버렸어요.
그 뒤로 은성이와 정호는 사이가 서먹해졌어요. 쉴 새 없이 메시지 알림음이 울려 대던 단톡방도 조용해졌어요.
그러는 사이 은성이와 혜민이가 사귄다는 소문이 학교에 퍼졌어요.

은성이는 정호에게 사실이 아니라고 말하고 싶었어요. 단톡방에 들어가 정호를 불렀어요.

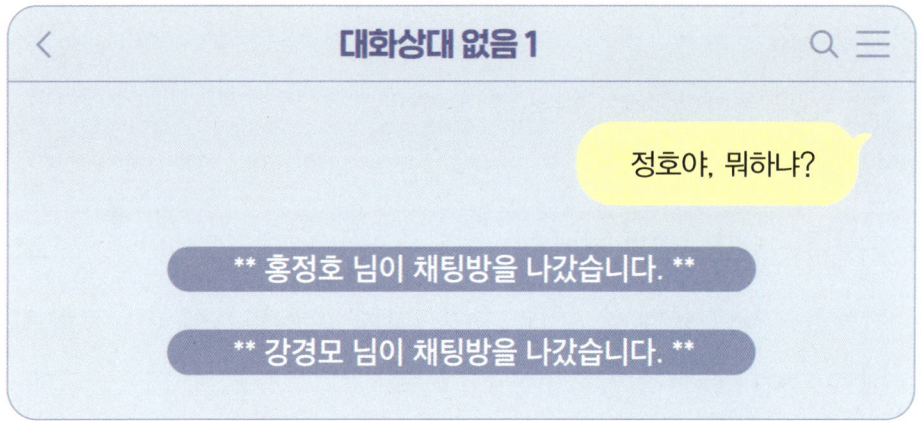

그런데 정호는 아무 말도 없이 단톡방에서 나가 버렸고, 바로 경모도 따라 나갔어요. 단톡방엔 은성이 혼자 남게 되었어요.

은성이는 자신이 왜 혼자 남겨져야 하는지 억울한 마음이 들었어요.

| 이상한 사진 속의 나 |

그날 이후, 정호와 경모는 붙어 다니며 대놓고 은성이를 따돌렸어요. 그리고 이상하게도 어느 순간부터 다른 아이들도 은성이를 슬슬 피했어요.

아이들은 은성이가 지나가면 힐끗힐끗 쳐다보며 자기들끼리 속닥거렸어요.

"너, 혹시 그 사진 봤어?"

아이들은 스마트폰을 함께 들여다보며 말하고는 다시 은성이 쪽을 쳐다봤어요.

"와, 진짜 놀랍다. 쟤가 이럴 줄 몰랐어."

'도대체 뭘까?'

은성이는 답답하기만 했어요.

외톨이가 된 기분에 은성이는 점심시간에 밥도 먹지 않고 운동장 벤치에 우두커니 앉아 있었어요.

'그 사진이 뭔지 보여 달라고 할까?'

그때 혜민이가 울먹거리며 은성이에게 다가왔어요.

"이은성! 이 사진 봤어?"

혜민이는 다짜고짜 은성이에게 스마트폰을 내밀었어요. 화면에는 윗옷을 벗은 남자아이가 여자아이를 껴안고 있었어요. 자세히 보니 남자아이는 은성이 얼굴, 여자아이는 혜민이 얼굴이었어요.

누군가 은성이와 혜민이 얼굴을 야한 사진에 감쪽같이 합성한 게 분명했어요.

은성이는 놀란 마음을 진정시키고 혜민이를 보며 말했어요.

"누가 이런 짓을 했지?"

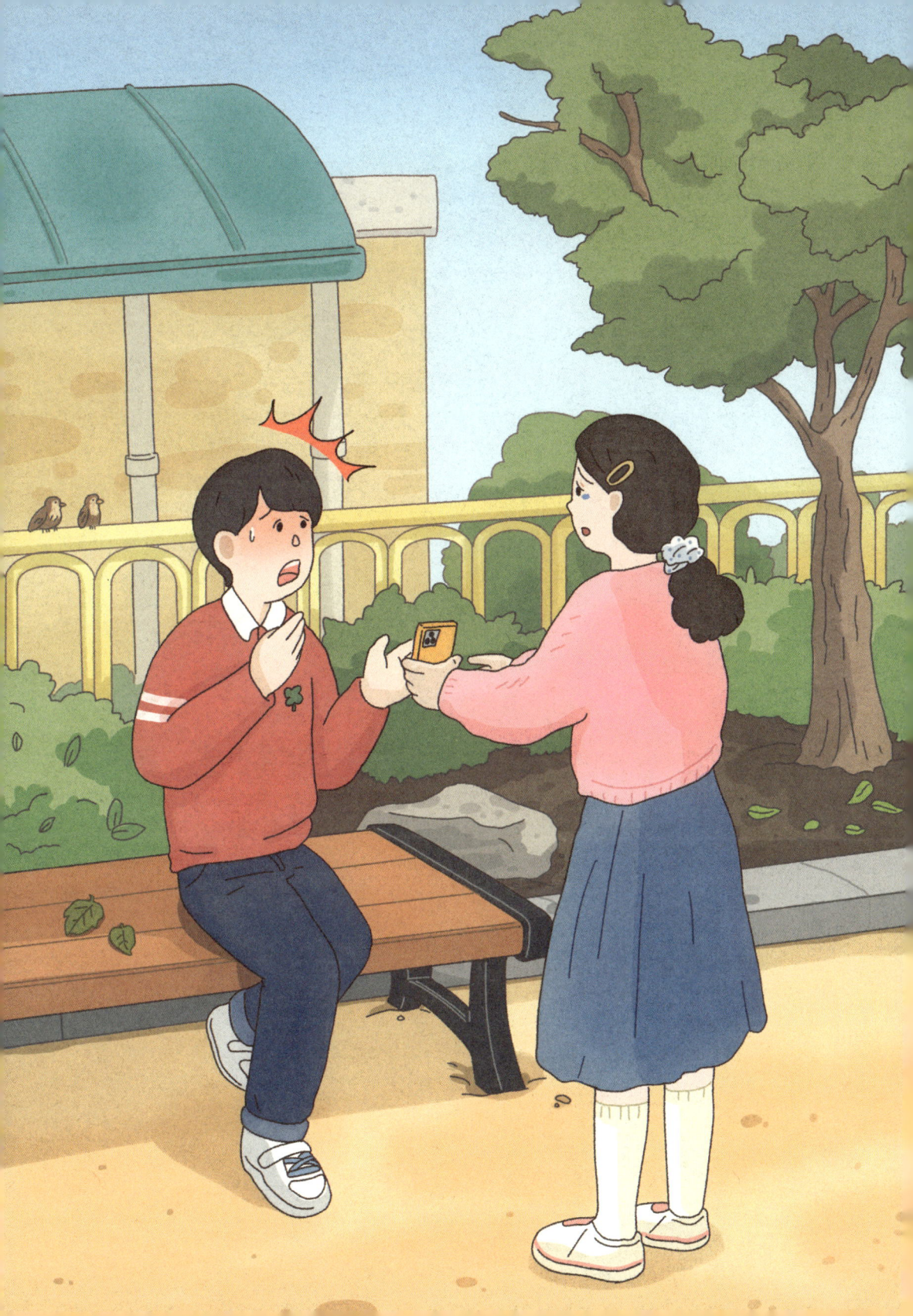

"몰라, 나 너무 무서워!"

혜민이는 울며 말했어요. 심지어 어떤 아이들은 이 사진을 진짜라고 생각한다고 했어요.

은성이는 어이없고 화가 나 허공에 주먹질했어요. 그런데 불현듯 어떤 생각이 떠올랐어요. 단톡방!

합성된 사진 속 은성이 얼굴에는 수염이 있었어요. 은성이가 그 얼굴 사진을 올린 곳은 정호, 경모와 함께 있던 단톡방뿐이었어요. 그렇다면?

믿기 싫지만 범인은 정호와 경모, 또는 두 사람 중 하나였어요.

여기까지 생각이 미치자, 은성이는 가슴이 마구 뛰었어요.

'정호와 경모한테 직접 물어봐야겠어!'

은성이는 서둘러 일어났어요. 화단을 지나 계단을 오르고 교실로 가는 은성이 마음에 억울함이 가득 차올랐어요.

마침, 복도에서 마주친 한 무리가 은성이를 보며 갑자기 떠들기 시작했어요.

"쟤가 걔야?"

"나는 그런 사진이 돌면 창피해서 학교도 못 다닐 텐데……."

"이 사진 말이지?"

한 아이가 주머니에서 스마트폰을 꺼내 들었어요. 화가 난 은성이는 다가가 그 애의 스마트폰을 낚아챘어요. 화면을 보니 혜민이가 보여 준 그 사진이었어요.

은성이는 문제의 사진을 자신의 스마트폰으로 촬영한 후 교실로 가던 발걸음을 돌렸어요. 정호와 경모에게 갈 게 아니라 교무실로 가야겠다고 생각했어요.

'사진이 더 퍼지기 전에 막아야 해. 시간이 없어.'

은성이는 두 주먹을 불끈 쥐고 뛰기 시작했어요.

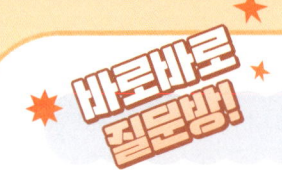 ## 오늘의 주제는 딥페이크 범죄

Q 은성이가 당한 일이 딥페이크 범죄죠?

맞아요. 딥페이크로 은성이와 혜민이 사진을 성적 이미지에 합성한 성범죄예요. 딥페이크는 컴퓨터가 인간의 뇌처럼 스스로 데이터를 구분하고 학습하는 기술인 딥 러닝(Deep Learning)과 가짜라는 의미의 페이크(Fake)를 합친 말이에요. 인공 지능으로 사진, 영상 속 사람의 이미지를 합성하는 기술이지요. 주로 영화, 교육 영상 등에서 생동감과 몰입감을 높이기 위해 활용하는데, 최근 범죄에 악용되고 있어요.

디지털 기술이 발달한 요즘에는 누구나 쉽게 허위 영상물을 제작할 수 있어요. 은성이와 혜민이 사진으로 실제 같은 가짜 사진을 만든 것처럼요. 하지만 상대방의 동의 없이 딥페이크 영상물을 만드는 행동은 범죄예요. 디지털 기술을 이용해 타인의 인권을 짓밟는 행동을 절대로 해서는 안 돼요.

Q 뉴스에서도 딥페이크가 문제라고 하고, 학교에서도 딥페이크 범죄 예방 교육을 해요. 딥페이크 문제가 그렇게 심각한가요?

언론사 BBC 코리아 조사에 따르면 경찰에 신고된 우리나라 딥페이크 성범죄는 2024년 1,202건을 기록했어요. 2021년 156건에서 약 7.7배 증가했지요. 또 경찰 발표 자료에 따르면 딥페이크 성범죄로 검거된 피의자 573명 중 10대는 381명으로 80퍼센트나 돼요. 심지어 형사 처벌을 받지 않는 만 10세 이상 만 14세 미만의 촉법소년도 100명에 달해요.

피의자 중에는 피해자와 같은 학교, 같은 학원 아이도 있었어요. 이들은 피해자의 사진으로 허위 합성 영상물을 만들고 채팅방 등에서 평가하며 능욕하기도 했어요. 교육부 자료에 따르면 학교에서 딥페이크 성범죄가 발생하는 원인을 조사했더니, 응답자의 54퍼센트가 "장난으로."라고 답했어요. 44퍼센트는 "들키지 않을 것으로 생각해서.", 38퍼센트는 "들켜도 처벌이 약해서."라는 충격적인 대답을 했어요. 딥페이크 영상물을 성적 욕망이나 수치심을 유발할 목적으로 만들거나 공유하는 일은 명백한 범죄예요. 타인의 신체, 음성 등을 허락 없이 사용하는 행위는 법적 처벌을 받을 수 있다는 사실을 유념해야 해요.

은성이 같은 사건이 저희 학교에도 있었는데, 선생님이 아이들에게 2차 가해를 하지 않도록 조심하라고 했어요. 그런데 2차 가해가 정확히 뭔지 모르겠어요.

2차 가해는 사회의 부정적 반응, 주변의 집단 따돌림, 비난의 말로 피해자에게 고통을 주는 일을 말해요. 아래와 같은 행동이 2차 가해에 해당해요.

피해자의 신상 공개	범죄 책임을 피해자에게 전가하고 비난하는 행위
"그거 알아? 그 사진 속 아이가 우리 학교 ○○○(이)래."	"자기 사진을 인터넷에 올렸으니까 그런 일이 벌어졌지."
가해자를 옹호하는 발언	피해자를 따돌리거나 고립시키는 행위
"평소에 피해자가 가해자를 무시해서 그랬대."	"합성이지만, 이런 사진에 나온 애랑 같은 학교에 다니기 싫어."

나쁜 의도가 없더라도, 무심코 하는 행동이 피해자에게 또 다른 피해를 줄 수 있으니 조심해야 해요.

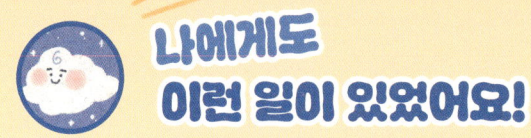
나에게도 이런 일이 있었어요!

💬 5학년 때 잠깐 사귄 남자애한테 잠옷 입은 사진을 보낸 적이 있어요. 그런데 그 애가 그 사진을 성적인 행동처럼 보이게 합성했어요. 저는 마음이 너무 괴로웠어요.

그런 일을 겪으면 누구라도 마음 아프고, 혼란스러울 수 있어요. 하지만 사진을 보낸 사람의 잘못이 아니에요. 사진을 함부로 바꾸고 퍼뜨린 행동은 명백한 범죄이고, 그런 행동을 한 사람이 책임져야 해요.

연인과 헤어졌다고, 친구와 사이가 나빠졌다고, 연인이나 친구 사진에 음란한 이미지나 영상을 합성하는 행동은 절대로 해서는 안 돼요. 또한 아무리 가까운 사이라도 사적인 사진을 주고받을 때는 정말 신중해야 해요.

불안하거나 불편한 일이 생기면 절대 혼자 고민하지 마세요. 믿을 수 있는 어른에게 꼭 얘기하고 적극적으로 도움을 요청하세요.

💬 싫어하는 아이돌 가수의 영상을 음성만 살짝 변조해서 인터넷에 올렸는데, 이것도 죄가 될까요? 야한 말을 한 것처럼 음성을 합성했거든요.

유명인이든 일반인이든 그건 중요하지 않아요. 상대방의 동의 없이 사진, 영상, 음성을 성적 욕망이나 수치심을 유발할 수 있게 편집하거나, 합성해서 딥페이크 허위 영상물을 만드는 일 자체가 범죄예요. 얼굴, 신체, 음성을 하나라도 성적으로 합성하거나 변조하면 처벌받을 수 있어요.

하루가 다르게 발전하는 디지털 기술에 발맞춰 디지털 성범죄와 관련된 법도 점점 처벌 수위를 강화하고 있어요. 영상 제작, 시청, 저장, 공유 등을 할 때 법을 어기지 않도록 주의해야 해요.

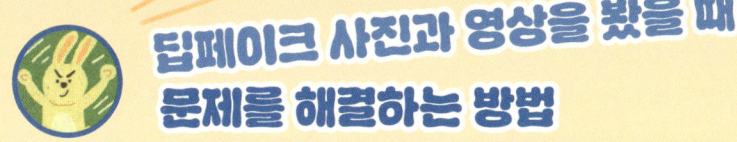

딥페이크 사진과 영상을 봤을 때 문제를 해결하는 방법

- ✓ **딥페이크 사진을 공유한 사람에게 불법 행위라는 사실을 용기 있게 말해 주세요.** 허위로 합성된 사진이나 영상을 공유해서 보는 일을 일종의 놀이로 가볍게 생각해서는 안 돼요. 누군가 딥페이크 영상을 단체 채팅방에 올리거나 개인적으로 전달했을 때 묵인하거나 호응한다면 디지털 성폭력 피해자에게 또 한 번 가해 행위를 하는 거예요.

- ✓ **가능하다면 피해자의 첫 번째 조력자가 되어 주세요.** 특히 피해자가 딥페이크 범죄의 피해를 입은 사실을 모르고 있다면, 반드시 알려 주세요. 피해자가 원한다면 딥페이크 영상물을 어디서 보았는지 등 알고 있는 정보를 최대한 제공해 주세요.

- ✓ **딥페이크 사진, 영상이 있는 해당 플랫폼(웹사이트)에 신고해 주세요.** 피해자에게 직접 말하기 힘들거나, 피해자가 누군지 모를 때에는 이렇게 해결할 수 있어요. 대부분의 플랫폼이 화면 아래쪽에 고객 센터를 안내하고 있어요. 담당자에게 메일을 보내거나 전화로 신고하세요.

- ✓ **사소한 도움도 피해자에게는 큰 도움이 될 수 있어요.** 딥페이크 범죄를 마주했다면 혼자 고민하지 말고, 보호자나 선생님 등 믿을 만한 어른과 함께 의논하세요.

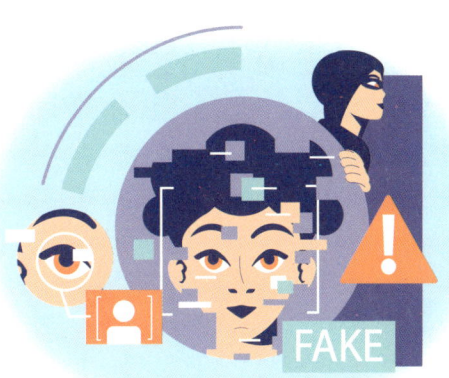

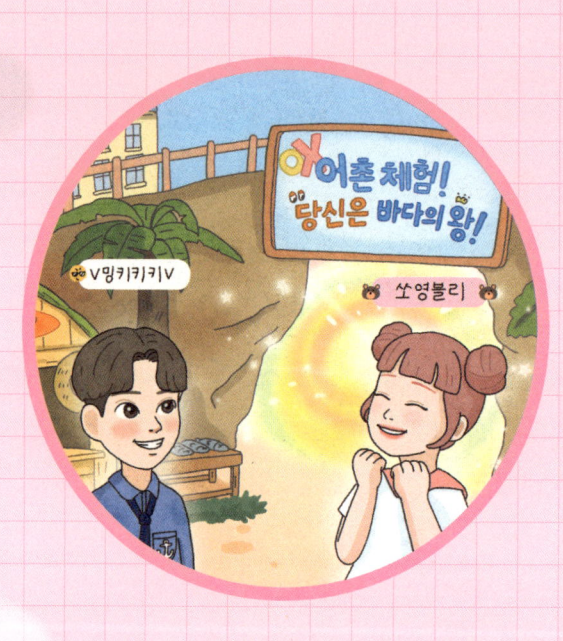

4장

소영이 이야기

아바타 성폭력

아바타 성폭력

메타버스, 온라인 게임 등에서 이용자의 아바타(혹은 캐릭터)에게 성적 모욕감을 주는 발언을 하는 행위. 또는 상대방이 원치 않는데도 자신의 아바타로 성적 행위가 연상되는 동작을 하는 새로운 형태의 성적 가해 행위.

처음에는 역할놀이라고 생각했어요

메타버스에서 만난 바다를 닮은 오빠

6학년 소영이는 어릴 적부터 바다를 무척 좋아했어요. 물고기가 그려진 책이 유난히 좋았고, 한 번만 봐도 바다 생물들 이름이 머리에 쏙쏙 들어와 줄줄 외웠어요. 아빠는 언니와 소영이를 데리고 바다낚시도 자주 다녔어요. 덕분에 소영이는 바다를 더 좋아하게 됐어요.

하지만 언니가 고등학생이 된 후부터 바다에 갈 수 없었어요. 소영이가 바다에 가고 싶다고 하면 돌아오는 말은 한결같았어요.

"언니가 고등학생인데 공부해야지. 어떻게 놀러 가니?"

언니 공부 때문에 좋아하는 바다에도 못 가다니! 뭔가 억울한 기분이 든 소영이는 가상 바다라도 보고 싶은 마음에 '메타버스 e'에 접속했어요.

소영이의 아바타가 바닷가를 걷고 있는데 어촌 마을 입구에 걸린 플래카드 하나가 눈에 들어왔어요.

'어촌 체험! 당신은 바다의 왕'

'뭐지? 바다에 관한 건 나도 자신 있는데……'

소영이는 서둘러 아바타를 움직여 플래카드를 클릭했어요. 바다 생물 OX 퀴즈, 바다낚시 등 다양한 체험으로 실력을 겨루는 대회 이벤트였어요. 일정 점수를 넘겨 통과하면 온라인 문화 상품권도 준다고 쓰여 있었어요.

소영이는 대회에 참가하고 싶었어요. 하지만 한 가지 문제가 있었어요. 참가 자격이 2인 1조인데, 함께할 사람이 없었어요. 아쉬운 마음에 플래카드를 한참 쳐다보다가 아바타의 발길을 돌리는데, 파란 옷을 입은 아바타가 다가와 말을 걸었어요.

"혹시, 어촌 마을 체험 이벤트에 나가세요?"

"참가하고 싶은데 같이할 사람이 없어요."

"어? 나도 그래요. 우리 한 팀으로 나갈래요?"

"정말요? 저, 진짜 나가고 싶었어요. 같이해요!"

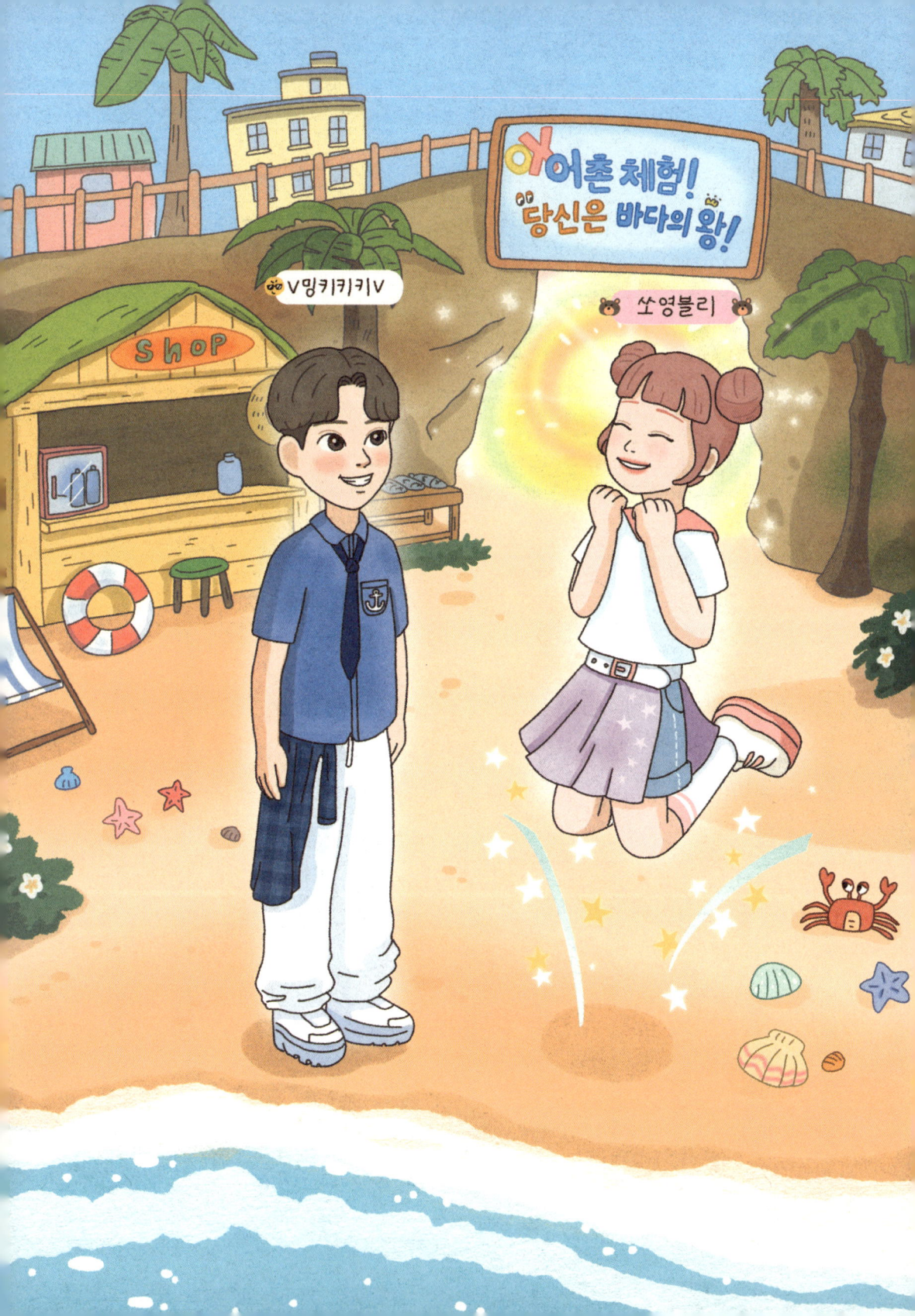

소영이는 신이 나서 아바타를 팔짝팔짝 뛰도록 조정했어요.

이렇게 알게 된 민기 오빠는 바닷가에 살다가 서울로 이사 온 고등학생이었어요. 오빠는 바다가 그리울 때면 메타버스 e에 바다를 보러 들어온다고 했어요.

소영이는 공부 때문에 바다를 보러 가지 못하는 언니가 생각나서 민기 오빠가 가깝게 느껴졌어요.

소영이 아바타와 민기 오빠 아바타는 어촌 체험 플래카드를 클릭하고 체험을 시작했어요. 바다 생물의 이름을 묻는 OX 퀴즈는 소영이에게 너무 쉬웠어요. 당연히 만점을 얻었어요.

두 번째는 바다낚시였어요. 민기 오빠는 바닷가에 살다 와서 그런지 요리조리 낚싯대를 움직이며 물고기를 척척 낚았어요.

"소영아, 내가 낚싯줄을 들어 올릴 테니까 네가 물고기를 잡아."

소영이는 물고기를 잡아 망에 쏙쏙 넣었어요. 넣을 때마다 망 옆에 있는 점수가 올라갔어요.

둘은 모든 체험을 아주 높은 점수로 통과했어요. 소영이와 민기 오빠는 온라인 문화 상품권 두 장을 받았어요.

"소영아, 두 장 모두 너 가져."

"왜요? 한 장씩 나눠 가지면 되죠."

"아니야, 네 덕분에 진짜 바닷가에서 논 기분이었어. 고맙다."

말을 마친 오빠의 아바타는 바다 쪽으로 천천히 걸어갔어요. 모니터를 바라보는 소영이 눈에는 파란 옷을 입은 오빠 아바타가 마치 바다처럼 보였어요.

얼떨결에 시작한 커플 역할놀이

그날 이후, 소영이는 바다보다 민기 오빠를 만나고 싶어서 메타버스e에 접속했어요.

그런데 오빠는 소영이의 속 얘기를 들어 줄 때는 한없이 다정하다가도 학원에 가야 한다며 접속을 끊고 나갈 때는 냉정했어요. 소영이는 좀 헷갈렸어요.

'괜히 나 혼자 좋아하는 거지, 뭐. 오빠는 아무 생각도 없는데…….'

소영이는 민기 오빠를 향해 자꾸만 커지는 마음을 멈춰야겠다고 생각했어요.

그런데 민기 오빠에게 더 빠져 버리는 일이 벌어졌어요.

소영이가 밤늦은 시간에 메타버스 e에 들어가 어둑어둑한 바닷가를 걷고 있었어요. 처음 보는 아바타 둘이 다가왔어요. 그러더니 다짜고짜 소영이 아바타에게 기분 나쁜 말을 했어요.

"놀 사람 없으면 우리랑 놀자. 몸매 좋은데?"

"가슴도 크고 엉덩이도 크네."

두 아바타는 못 들은 척 지나려는 소영이 아바타를 자꾸만 막아서며 나쁜 말을 쏟아 냈어요. 소영이는 덜컥 겁이 났어요. 접속을 끊고 나가야겠다고 생각하는 순간, 민기 오빠의 아바타가 나타났어요.

"좋은 말로 할 때 그만해라."

"네가 뭔데? 가던 길 가라."

"나쁜 놈들이 내 동생을 괴롭히는데 그냥 둘 순 없지! 메타버스 e 이용하지 못하게 해 줄까?"

민기 오빠가 단호하게 말하자 나쁜 아바타들이 순순히 사라졌어요. 나쁜 아바타들을 향해 오빠는 내 동생에게 한 번만 더 접근하면 가만히 안 둔다고 소리쳤어요. 소영이는 그런 오빠가 좋았어요.

"오빠, 고마워요. 오늘 학원 때문에 못 들어오는 줄 알았는데……."

"안 되겠다. 오늘은 학원도 가지 말고 우리 소영이 지켜 줘야지."

'우리 소영이'라는 말이 소영이 귀에 쏙 박혔어요. 오빠가 그렇게 중요하게 여기는 학원까지 가지 않는다니, 감동이었어요.

게다가 민기 오빠는 소영이가 걱정돼서 안 되겠다며 메타버스 e 안에서 흑기사가 돼 준다고 했어요.

"흑기사요?"

"흑기사라는 말은 좀 거창하고, 그냥 내가 소영이 남자 친구가 되는 거지."

"남자 친구요?"

소영이 가슴이 콩닥콩닥 뛰기 시작했어요.

"어, 별건 아니고 역할놀이 같은 거야. 커플 역할놀이. 난 남친, 넌 여친."

민기 오빠는 8년째 공개 연애 중인 가수 피터와 배우 소피아를 생각해 보라고 했어요. 둘은 당당하게 데이트도 하고 스킨십도 하는 유명한 연예인 커플이에요.

소영이는 마치 소피아가 된 듯 마음이 붕 떴어요.

민기 오빠는 역할놀이를 오래 할 수 있도록 계약서를 쓰자고 했어요. 오빠가 대화 창으로 보내온 계약서 내용은 아주 간단했어요.

커플 역할놀이 계약서

♡ 진짜 커플이 아니어도 커플처럼 행동한다.

♡ 둘 사이의 일은 모두 비밀로 한다.

♡ 두 사람 모두가 원해야만 역할놀이를 끝낼 수 있다.

계약서를 읽어 보니 어려운 일도 아닌 것 같아 소영이는 동의한다고 적어 보냈어요.

민기 오빠는 커플은 둘만의 공간이 있어야 한다고 했어요. 오빠 아바타가 소영이 아바타를 작은 집으로 데려갔어요. 그곳에는 침대도 있고 식탁도 있고 소파도 있었어요. 오빠 아바타는 소영이 아바타에게 같이 소파에 앉자고 했어요. 그러더니 갑자기 몸을 기댔어요. 소영이는 뭔가 이상하고 조마조마했어요. 너무 어색해서 이 상황에서 벗어나고 싶었어요.

"오빠, 우리 밖으로 나가서 바닷가 갈까요?"

"맨날 무슨 바닷가야. 그냥 이렇게 둘이 있자. 진짜 커플처럼."

그렇게 말하며 민기 오빠 아바타는 소영이 아바타를 꽉 끌어안았어요. 그러고는 소영이에게 뽀뽀했어요. 소영이는 너무 놀라 자신의 아바타를 벌떡 일으켜 세웠어요. 오빠 아바타가 따라 일어서서 소영이 어깨를 잡고 말했어요.

"소영아, 왜 그래? 커플은 원래 이렇게 해."

이건 좀 아닌 것 같았지만 소영이는 아무 말도 하지 못하고 멍하니 모니터 속 두 아바타를 쳐다보며 생각했어요.

'오빠 말처럼 지금은 커플 역할놀이 중이잖아. 괜찮을 거야. 이건 놀이일 뿐이니까…….'

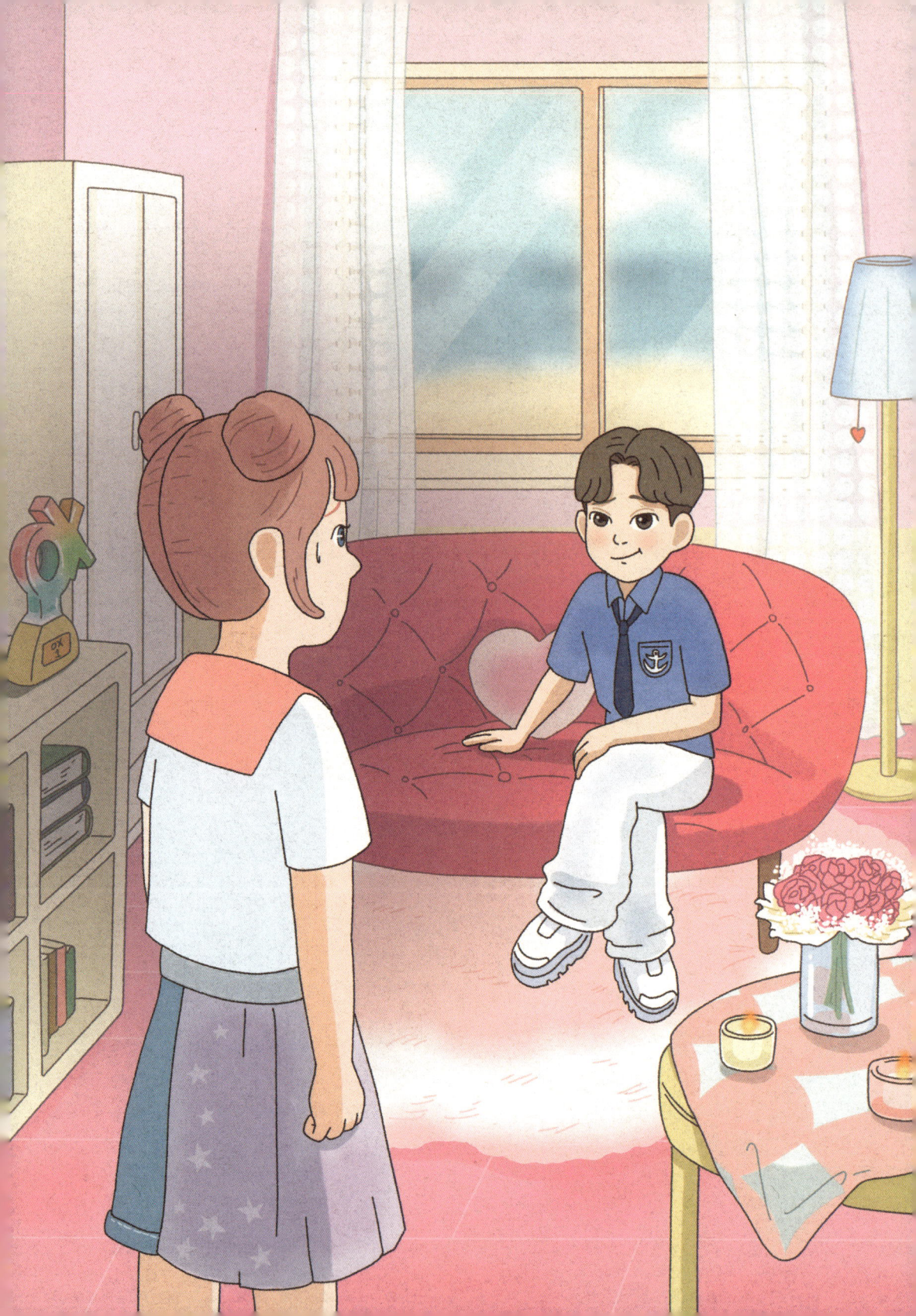

놀이가 아니라 성폭력

민기 오빠는 소영이가 여자 친구니까 자신의 메타버스 친구들을 소개해 준다고 했어요.

소영이는 진짜 여자 친구로 인정받는 것 같아 살짝 기분이 좋았어요. 하지만 그 기분은 금방 깨졌어요.

메타버스 속 카페에 아바타 몇 명이 모였어요. 오빠의 친구 아바타들은 소영이가 인사하자마자 무례한 질문을 거침없이 했어요.

"너희 커플 역할놀이하고 있다며? 진도는 어디까지 나갔어?"

"당연히 키스는 했겠지?"

소영이는 어이가 없었어요. 오빠 친구들의 말은 민기 오빠가 혼내줬던 나쁜 사람들의 폭력적인 말과 다를 바 없었어요. 그런데도 민기 오빠는 친구들을 말리지 않았어요.

"키스 정도야, 뭐. 당연한 걸 뭘 물어보냐?"

오빠 대답도 친구들과 다름없이 소영이를 곤란하게 했어요. 민기 오빠는 다른 사람 같았어요.

화가 난 소영이는 둘만의 커플 공간으로 왔을 때 오빠에게 진지하게 말했어요.

"오빠, 우리 계약서에 둘 사이의 일은 모두 비밀이라고 쓰여 있지 않아요?"

"그렇지."

"그런데 왜 친구들에게 그렇게 말해요?"

"친구들인데 뭐 어때? 네가 아직 어려서 모르나 본데, 커플한테는 원래 그런 걸 물어봐."

"전 싫어요."

"싫어? 벌써 잊었어? 계약서 첫 번째 조항! 진짜 커플이 아니어도 커플처럼 행동한다."

소영이는 할 말이 없었어요. 계약서에 동의한 사람은 소영이니까요.

"계약서에 동의했으니까, 행동으로 보여 줘. 어서."

민기 오빠 아바타는 그렇게 말하며 침대에 벌렁 누웠어요. 그러고는 소영이 아바타에게 이리 오라고 손짓했어요. 소영이는 아무리 역할놀이지만 이건 아니라는 생각이 들었어요.

오빠 아바타가 다시 손짓했어요.

"커플인데, 같이 누워 있는 것도 안 돼?"

"안 돼요. 저, 커플 역할놀이 안 할래요."

"안 해? 누구 마음대로? 계약서에 두 사람 모두가 원해야만 역할놀이를 끝낼 수 있다고 쓰여 있는데? 약속을 어기면 내가 무슨 짓을 할지 몰라. 나는 약속을 안 지키는 사람을 제일 싫어하거든."

소영이는 하는 수 없이 아바타를 움직여 침대에 눕혔어요. 오빠 아바타가 옆에 누운 소영이 아바타에게 팔을 두르며 끌어안는 동작을 했어요. 소영이는 어쩐지 겁이 났어요. 가슴도 뛰기 시작했어요.

그때, 소영이 방의 문이 열리는 소리가 들리더니 곧이어 언니가 들어왔어요. 모니터를 본 언니의 눈이 튀어나올 것처럼 커졌어요.

"이소영, 너 지금 뭐 해? 아바타들이 왜 저러고 있어?"

소영이는 얼굴이 빨개져 말을 더듬었어요.

"나는 오빠가 시키는 대로 했어. 아, 아바타일 뿐이잖아."

소영이는 갑자기 밀려오는 두려움에 눈물이 쏟아졌어요. 언니는 떨고 있는 소영이에게 다가와 손을 잡아 주었어요.

"네가 원하지 않는 상황이지? 무섭거나 마음이 불편하면, 언니가 도와줄게."

소영이는 잠시 망설이다가 조용히 입을 열었어요.

"나도 뭔가 이상하다고 생각했는데, 어떻게 해야 할지 모르겠어."

언니는 여전히 손을 꼭 잡은 채 말했어요.

"우리 같이 이 상황을 바로잡자. 우선 증거부터 남기자."

언니는 조심스럽지만 단호한 손길로 모니터 속 화면을 캡처하기 시작했어요.

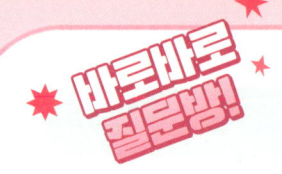

오늘의 주제는 아바타 성폭력

민기 오빠는 어떤 사람일까요? 진짜 고등학생일까요?

소영이 이야기는 실제 있었던 사건을 토대로 만든 이야기예요. 실제 사건의 범인은 계정을 다섯 개나 가진 성인 남자였어요. 디지털 공간에서는 이렇게 프로필이나 아바타를 이용해 얼마든지 신분을 속일 수 있어요.

또 실제 사건을 조사해 보니 피해자가 다른 아바타에게 성희롱을 당할 때 구해 주는 상황도 범인이 만든 것으로 밝혀졌어요.

디지털 성범죄자는 범죄를 치밀하게 계획해요. 상대가 본인을 믿을 수밖에 없도록 함정을 만들어 놓고, 피해자가 함정에 빠지면 성폭력을 시도해요.

아바타 성폭력이 뭐예요?

메타버스, 온라인 게임 등에서 아바타를 통해 상대 아바타에게 성적 모욕감을 주는 발언을 하거나 상대가 원치 않는데도 성적 행위가 연상되는 동작을 하는 일을 아바타 성폭력이라고 해요. 키스하는 듯한 동작을 취하거나 자신의 아바타 위에 누우라고 시키는 일, 노예 상황극 등을 만들고 성적인 동작을 취하게 하는 일 등이 아바타 성폭력이에요.

메타버스 이용자가 늘어나면서 아바타 성폭력 같은 새로운 형태의 성적 가해 행위가 생겨나고 있어요. 이에 따라 관련 법 개정이 시급하다는 목소리도 커지고 있지요. 2025년 현재, 상대 아바타에게 성적 수치심이나 혐오감을 주는 행위를 처벌하는 법안이 국회에 발의되어 있어요.

아바타일 뿐인데, 아바타 성폭력을 심각하게 생각해야 하나요?

가상 세계에서 아바타는 나를 대신해 움직이는 캐릭터예요. 게임이나 메타버스에서 아바타가 말하거나 행동하면, 그건 결국 '내가 하는 행동'이 되죠. 실제로 많은 어린이들이 아바타를 자기 자신처럼 느낀다고 해요.

만약 다른 사람이 내 아바타에게 동의하지 않은 성적인 행동을 한다면, '게임 속 장면'으로 여기고 넘기면 안 돼요. 마음은 진짜 그런 일을 당한 것처럼 느끼기 때문에 깊은 상처로 남을 수 있어요. 실제로 가상 세계에서 그런 일을 겪고 우울해하거나 혼란스러워 하는 아이들도 있어요. "가상 세계에서 일어난 일이니까 괜찮아."라고 넘겨서는 안 돼요. 현실이든 가상 세계든 우리는 서로를 존중하며 안전하게 활동해야 해요.

누군가가 제 아바타에게 성적인 행동을 하지 못하게 막는 메타버스 시스템이 있으면 좋겠어요.

메타버스 플랫폼 회사들도 아바타 성폭력을 심각한 문제로 여기고 있어요. 그들은 성폭력 문제를 막기 위해 계정을 차단하거나 삭제하는 기능, 다른 사람과 거리를 두는 기능 등을 만들고 있어요. 물론 기술로 막는 방법도 필요하지만, 무엇보다 중요한 건 우리 스스로 조심하는 마음이에요. 아바타라고 하더라도 상대방이 불편할 수 있는 행동은 하지 말아야 해요. 어떤 행동이 괜찮고, 어떤 행동이 잘못인지 디지털 성교육을 통해 고민하고 스스로 기준을 세워야 해요. 메타버스는 눈부시게 발전하고 있지만, 이면에는 디지털 성범죄 같은 어두운 문제가 있어요. 피해를 입지 않도록, 또 누군가에게 피해를 주지 않도록 서로 존중하며 메타버스를 이용하는 자세가 필요해요.

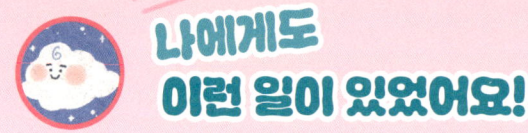
나에게도 이런 일이 있었어요!

💬 저는 메타버스 아바타를 통해 다른 사람으로 변신해요. 현실에서는 숫기 없는 5학년 남자아이지만, 메타버스에서는 여자 친구가 많은 바람둥이 아바타가 돼요. "가슴이 크네. 나랑 놀까?" 이런 말도 서슴없이 해요. 현실과 다르게 행동할 수 있으니까, 메타버스가 더 재밌어요.

💬 전 버추얼(가상) 유튜버가 진행하는 채널에서 실시간 채팅으로 성적인 나쁜 말을 한 적이 있어요. 사람이 아니라 가상 캐릭터니까 그래도 된다고 생각했어요.

메타버스 속 아바타와 교류하거나 버추얼 유튜버와 채팅할 때와 같이 디지털 세상에서의 모습이 현실의 나와 똑같을 필요는 없어요. 어쩌면 디지털 공간이 더 재미있는 이유는, 현실에서는 해 볼 수 없는 것들을 경험할 수 있기 때문일 거예요. 하지만 우리는 디지털 세상에서 지켜야 할 약속과 규칙에 대해서도 생각해 봐야 해요. 여러 사람이 함께 모이는 공간에서는 서로를 존중하는 태도가 꼭 필요하거든요. 누군가에게 불쾌감이나 상처를 주는 행동은 현실에서도, 디지털 공간에서도 해서는 안 돼요. 아바타나 버추얼 유튜버 같은 캐릭터도 결국 사람이 조종하고 말하게 하는 존재라는 사실을 잊지 마세요. 상처받는 건 결국 '사람'이에요.

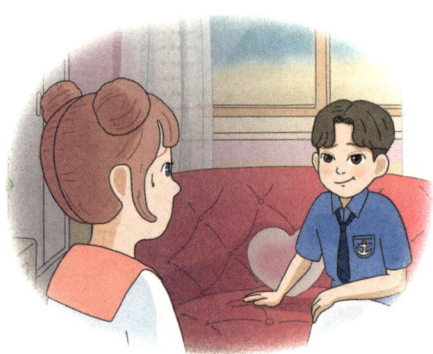

현실에서 누군가에게 성적으로 무례한 말을 하거나, 동의 없이 신체 접촉을 해도 괜찮다고 생각하나요?
그렇지 않죠. 따라서 디지털 세상도 현실처럼 약속과 규칙을 정하고 지켜야 해요. 디지털 세상이라고 성폭력을 가볍게 여겨서는 안 돼요.

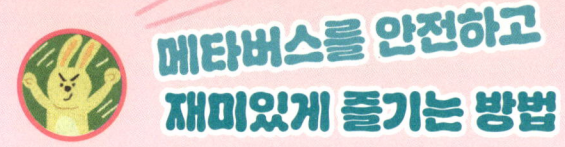
메타버스를 안전하고 재미있게 즐기는 방법

☑ **다른 아바타가 내 아바타에게 불쾌한 말을 하거나 원치 않는 신체 접촉을 시도한다면 바로 거절하세요.** "이런 동작을 취하는 건 싫어.", "이렇게 행동하면 함께 놀 수 없어."와 같이 분명하고 단호하게 말하세요. 분위기를 해치는 것 같아 말하지 못하고 참으면 상대방은 계속 그렇게 행동해도 된다고 생각해요.

☑ **대화 중에 농담처럼 은근히 성희롱하는 아바타가 있다면 거부 표현을 하세요.** "그런 말은 성희롱이야. 불쾌해."라고 정확하게 말하세요. 의사 표현을 했는데도 상대방이 조심하지 않는다면 더 이상 교류하지 않는 것이 좋아요.

☑ **메타버스에 가입하거나 입장하기 전에 불쾌한 상황을 만났을 때 어떻게 대처할지 생각해 두세요.** 만약 아바타 성희롱, 아바타 성폭력을 당한다면 누구에게 알릴지, 어디에 신고해야 하는지 미리 알아 두세요. 실제로 그런 상황이 닥쳤을 때 빠르게 대응할 수 있어요.

☑ **만약 아바타 성폭력을 당했다면 혼자 고민하지 말고, 가족이나 선생님과 의논하고 신고하세요.** 아바타 성폭력이라고 생각한 상황을 기록하고 증거를 최대한 수집한 뒤, 메타버스 플랫폼 신고 센터나 경찰, 디지털 성범죄 관련 기관에 문의하세요. 메타버스와 같은 디지털 환경을 고려해, 디지털 성범죄 처벌법이나 아동·청소년 성 보호법도 강화되고 있으니, 전문 기관을 통해 법률적인 상담과 지원을 받는 것도 좋은 방법이에요.

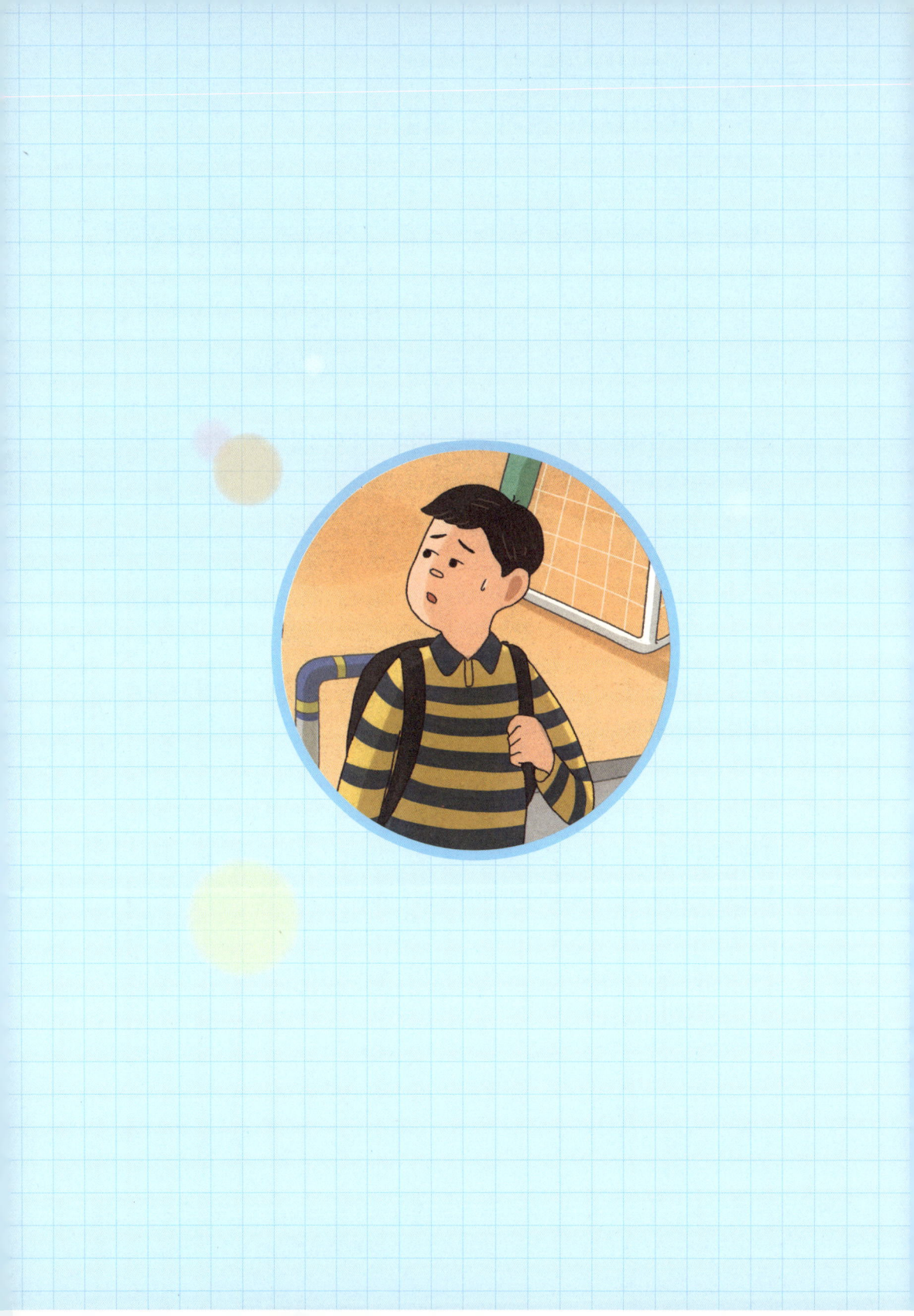

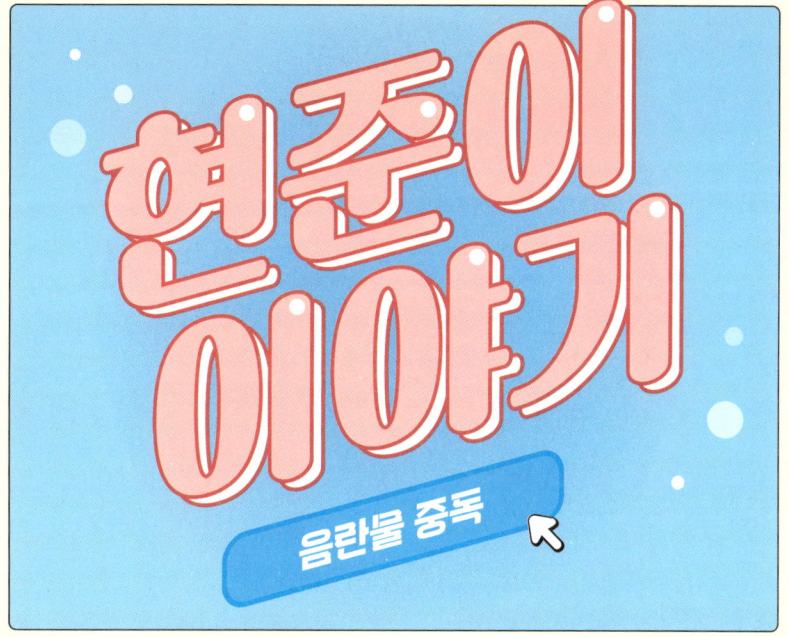

음란물 중독
남녀 간의 성적 행위를 노골적으로 묘사한 사진이나 잡지, 영상물에 지나치게 몰두하고 집착하는 상태.

호기심으로 열어 본 동영상

게임 친구가 잘못 보낸 파일

쾅쾅!

엄마가 현준이 방문을 두드리며 문고리를 돌렸어요.

"김현준, 문 열어! 왜 문을 꼭꼭 잠그고 있어?"

현준이는 문을 벌컥 열며 퉁명스럽게 말했어요.

"전 잠그는 게 편해요. 제 방인데 제 마음대로 해도 되잖아요."

"너, 왜 맨날 말대꾸야?"

"언제는 할 말이 있으면 또박또박 말하라면서요?"

엄마는 한숨을 쉬더니 방에서 나갔어요.

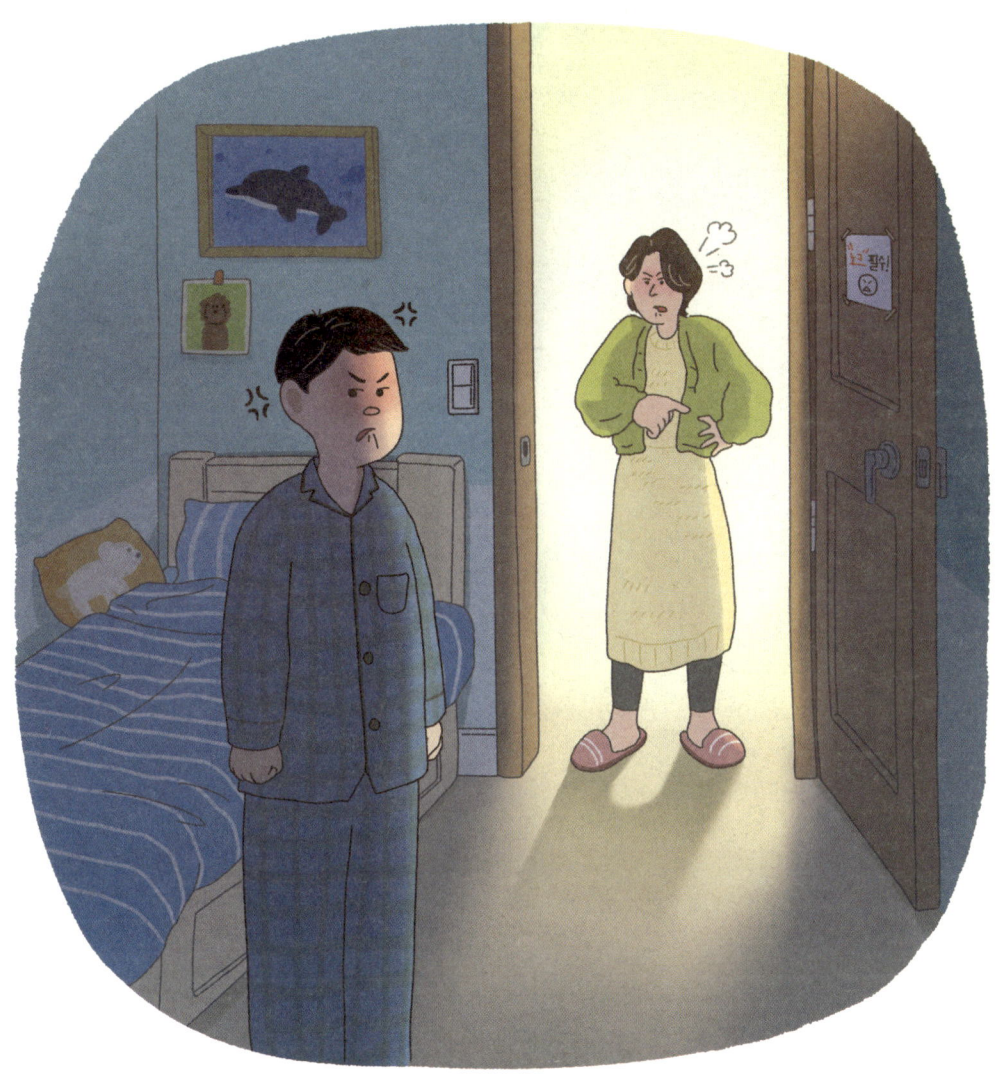

현준이도 한숨이 나왔어요. 엄마한테 혼나고 나니 잠도 잘 오지 않았어요. 현준이는 침대에서 나와 게임 사이트에 접속했어요. 그러자 며칠 전에 함께 게임했던 고등학생 누나가 바로 말을 걸어 왔어요.

 초딩이 이 시간에 웬일?

엄마한테 혼나서 그런지 잠도 안 오고, 게임이나 하려고요.

 오늘은 또 무슨 일로 혼이 나셨을까?

놀리지 마요. 스트레스 팍팍 쌓이니까.

 내가 스트레스 푸는 법 알려 줄까?

그런 방법이 있어요? 뭔데요?

 너, 이어폰 있지?
이 노래 크게 들으면서 게임해 봐.
진짜 스트레스 풀려.

 스트레스 풀리는 노래.mp3

　현준이는 누나가 준 파일을 열었어요. "둥둥둥" 하는 끝내주는 음악 소리가 흘러나왔어요. 정말 누나 말처럼 신나는 비트가 가라앉은 현준이 기분을 금세 끌어올렸어요.

> 누나! 이 음악 진짜 좋은데요?
> 추천곡 더 보내 줘요.

> 나만의 플레이리스트를 맨입에 공개할 순 없는데?

> 제가 가진 게임 아이템 중에 갖고 싶은 거 있어요? 줄게요.

> 야, 됐다. 차라리 벼룩의 간을 빼 먹지, 초딩 아이템을 빼 먹냐.
> 잠깐만 찾아보고 보낼게.

> 비밀 파일1.mp4

'이번엔 어떤 노래일까?'

기대에 찬 현준이는 누나가 보낸 파일을 바로 열었어요.

헉! 현준이는 깜짝 놀랐어요. 말로만 듣던 야한 동영상이었어요.

> 누나! 이거 확인하고 보냈어요?
> 야한 동영상이잖아요!

헉! 미안. 잘못 보냈어.

초등학생한테 이런 걸 보내면 어떡해요?
이 누나, 진짜 이상한 사람이네!

그래서 미안하다고 했잖아.
안 보면 되지. 뭘 그렇게 발끈해?
기분 나쁘게.

누나는 접속을 끊고 그냥 나가 버렸어요. 현준이는 화낼 사람은 자신인데, 누나가 도리어 화를 내고 인사도 없이 나가서 너무 불쾌했어요.

하지만 불쾌함은 잠시, 금세 현준이 마음은 궁금증으로 가득 찼어요.

아까는 너무 놀라 야한 동영상을 황급히 껐지만, 잠깐 본 장면이 자꾸 생각나면서 다시 보고 싶은 마음이 들었어요.

현준이는 그 마음을 떨쳐 버리려고 음악을 더 크게 틀었어요.

둥둥둥둥!

음악 소리 때문인지 야한 동영상 장면 때문인지 현준이 심장이 빠르게 뛰었어요.

> 게임 머니까지 주고 야한 동영상을 사다니!

다음 날, 현준이는 결국 호기심이란 녀석에게 두 손을 들었어요. 망설이고 망설이다가 도저히 참지 못하고 누나가 준 문제의 파일을 클릭하고 말았어요.

현준이는 우선 방문을 걸어 잠갔어요. 야한 동영상을 보려고 방문을 잠그는 기분은 평소 잠글 때와는 차원이 달랐어요. 꼭 죄를 짓는 기분이었어요.

동영상 파일을 클릭하자 모니터에서 자극적인 화면과 소리가 흘러나왔어요. 너무 긴장한 탓인지 현준이 손에서 땀이 났어요. 자기도 모르게 현준이 입이 떡 벌어졌어요.

그때 엄마가 방문을 쾅쾅 두드렸어요.

"현준아, 또 문 잠갔어? 얼른 열고 나와. 엄마랑 마트 가자."

"안 돼요, 엄마! 저 숙제가 좀 많아요. 오늘은 혼자 가세요!"

"그럼, 엄마 올 때까지 숙제 다 해 놔. 제발 방문 좀 열고!"

현관문 닫히는 소리가 났어요. 현준이는 엄마가 나갔는지 확인한 뒤 다시 동영상을 틀었어요.

현준이는 짧은 동영상을 계속 반복해서 봤어요. 머리로는 그만 봐야 한다고 하는데도 마음이 그렇지 않았어요. 자꾸만 보고 싶었어요. 현준이는 야한 동영상 하나 때문에 이상한 사람이 될까 봐 슬슬 걱정됐어요.

하지만 동영상을 보는 일을 멈출 수는 없었어요.

며칠 뒤, 현준이는 게임 사이트에 접속해 누나를 기다렸어요.
현재 접속하고 있는 지인을 알려 주는 창에 누나 아이디가 뜨자마자 현준이는 바로 말을 걸었어요.

> 누나, 왜 이렇게 늦게 들어와요?

> 날 기다렸냐? 왜?
> 이상한 누나라고 그렇게 난리 치더니!

> 지난번엔 놀라서 그랬죠.
> 미안해요. 제가 누나한테 좀 심했어요.
> 미안해요, 진짜 미안해요.

> 너, 좀 웃긴다.
> 미안하다는 말을 몇 번이나 하는 거야?
> 너 혹시 그 동영상 봤니? 봤구나?

> 누나, 그래서 말인데요. 😊
> 혹시 다른 것도 있어요?

어쭈, 쪼그만 게.
나도 돈 주고 산 거야.

그래요? 저, 돈은 없는데…….
혹시 게임 머니는 안 될까요?

게임 머니?
음…… 그래, 그럼. 그거라도 줘.
엄마한테 들키지 말고, 꼬마야!

▶ 시크릿 파일1.mp4

  누나가 보낸 파일을 내려받으면서 현준이는 자기도 모르게 한숨을 쉬었어요.
  '내가 게임 머니를 주고 야한 동영상을 사다니…….'
  현준이는 자신이 한심스러웠어요. 틈만 나면 야한 동영상을 보는 자신이 부끄러웠어요. 슬슬 죄책감도 들었어요. 동영상을 볼 땐 좋다가도 다 보고 나면 마음이 착 가라앉았어요.
  '다른 애들은 이런 거 안 보는데 나만 이러나?'
  현준이는 내일 꼭 친구에게 물어봐야겠다고 생각했어요.

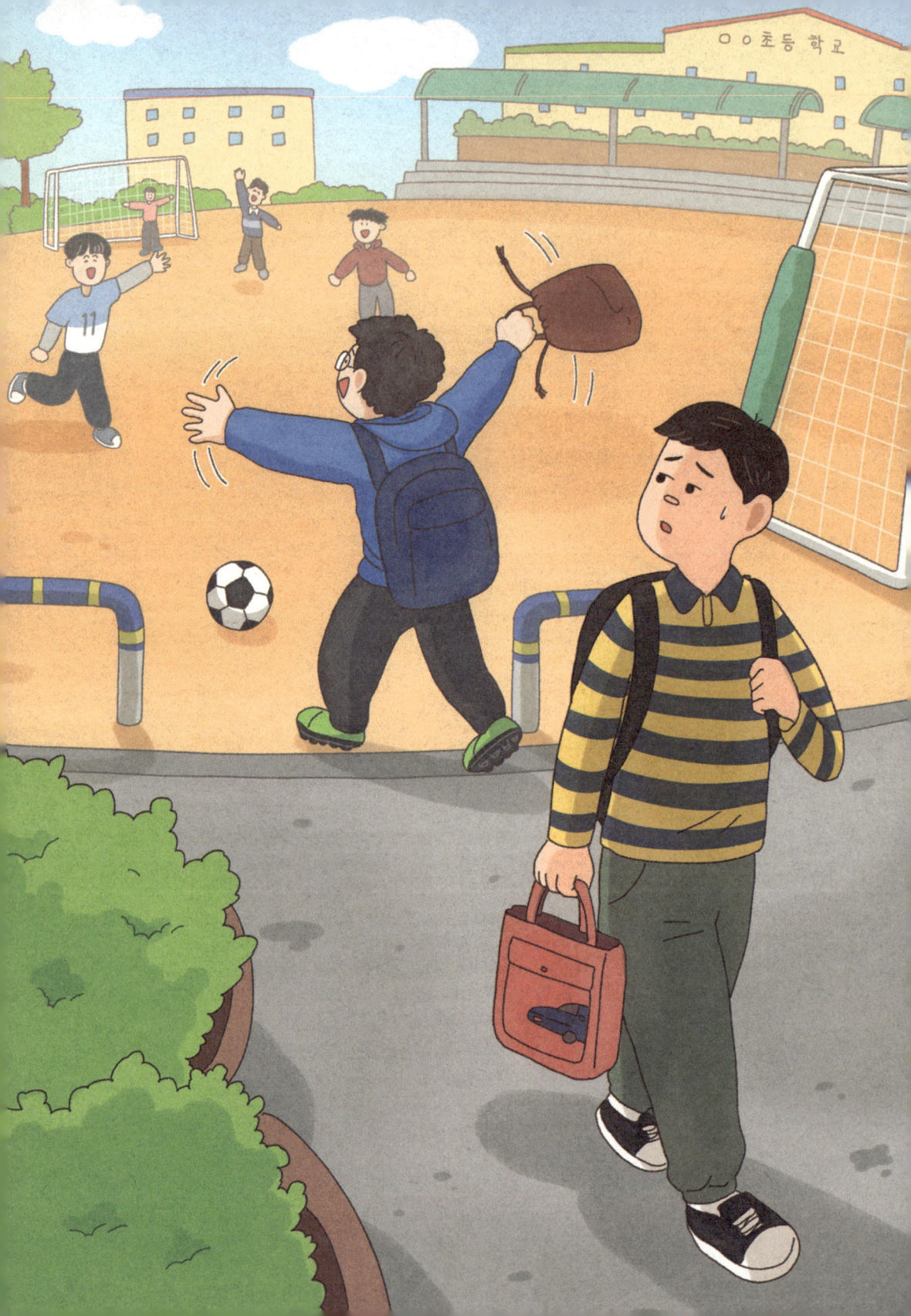

야한 동영상을 좋아하는 아이가 되기는 싫어!

학교가 끝나고 현준이는 친구 민혁이 곁으로 다가가 신발을 갈아 신으며 슬쩍 물었어요.

"야, 너 혹시 야한 동영상 본 적 있냐?"

민혁이는 실실 웃으며 대답했어요.

"네가 보기엔 어떨 것 같아? 근데 봤어도 내가 너한테 말하겠냐? 비밀이지."

민혁이는 알쏭달쏭하게 말하며 축구나 한판 하자고 했어요. 현준이는 집에 가서 할 일이 있다고 둘러댔어요. 얼른 집에 가서 동영상을 보고 싶었거든요.

"현준이 네가 웬일이냐? 축구라면 자다가도 벌떡 일어나는 애가? 다음엔 꼭 같이하자."

축구공을 튕기며 운동장으로 신나게 뛰어가는 민혁이 뒷모습을 보고 있으니 현준이는 한숨이 저절로 나왔어요.

'내가 어쩌다가 축구보다 야한 동영상을 더 좋아하는 애가 됐지?'

어쩐지 기분이 우울했어요. 현준이는 집으로 가면서 결심했어요.

'오늘은 정말 보지 않을 거야!'

현준이는 학교에서 오자마자 책을 펼쳤어요.

하지만 십 분도 채 지나지 않아 동영상 장면이 떠올랐어요. 눈으로는 책을 읽고 있었지만, 마음은 동영상에 가 있었어요. 누군가가 현준이 옆에서 이렇게 속삭이는 것 같았어요.

'한 번 더 봐도 괜찮아.'

현준이는 생각을 떨쳐 버리려고 머리를 세차게 흔들었어요. 그래도 속삭이는 소리가 들리는 듯 했어요.

'동영상 보라니까. 재밌으면 봐야지. 왜 참아?'

현준이는 또 머리를 세차게 흔들었어요.

'야한 동영상을 보느니 차라리 게임을 하자.'

현준이는 게임 사이트에 접속했어요. 누나가 기다렸다는 듯이 현준이에게 말을 걸었어요.

어이~ 초딩!
새로운 동영상 구했는데, 보내 줄까?
근데 이건 좀 비싸.

됐어요. 이제 안 볼래요.
그리고 초딩이라고 부르지 마세요!

이건 훨씬 재밌는데, 진짜 싫어?
보고 싶을 텐데?

> 됐다고요!
> 됐다고 했잖아요!

　자신을 떠보는 누나의 말에 현준이는 짜증이 났어요. 어쩐지 누나는 현준이가 야한 동영상에 더 빠지길 바라는 사람 같았어요. 현준이는 홧김에 누나와 채팅할 수 없게 차단해 버렸어요. 하지만 마음은 계속 오락가락 갈피를 못 잡고 팔랑거렸어요.

　'누나한테 사과하고 다시 보내 달라고 할까?'

　'아니야. 다시는 안 보기로 했잖아.'

　현준이는 가만히 눈을 감고 생각했어요. 컴퓨터 모니터 앞에 웅크리고 앉아 야한 동영상을 보는 자기 모습을 상상해 봤어요. 분명히 현준이가 바라는 모습은 아니었어요.

　현준이는 어떻게 해야 할지 오래도록 고민했어요.

　'그래! 아예 야한 동영상을 볼 수 없는 상황을 만들어 버리자!'

　현준이는 우선 게임 사이트부터 탈퇴하기로 했어요. 어렵게 올린 게임 레벨과 모아 놓은 아이템이 아까워 많이 망설였지만, 아무래도 그 누나를 다시 만나면 안 될 것 같았기 때문이에요. 현준이는 누나가 또다시 동영상을 보내 준다고 유혹하면 거부할 자신이 없었어요.

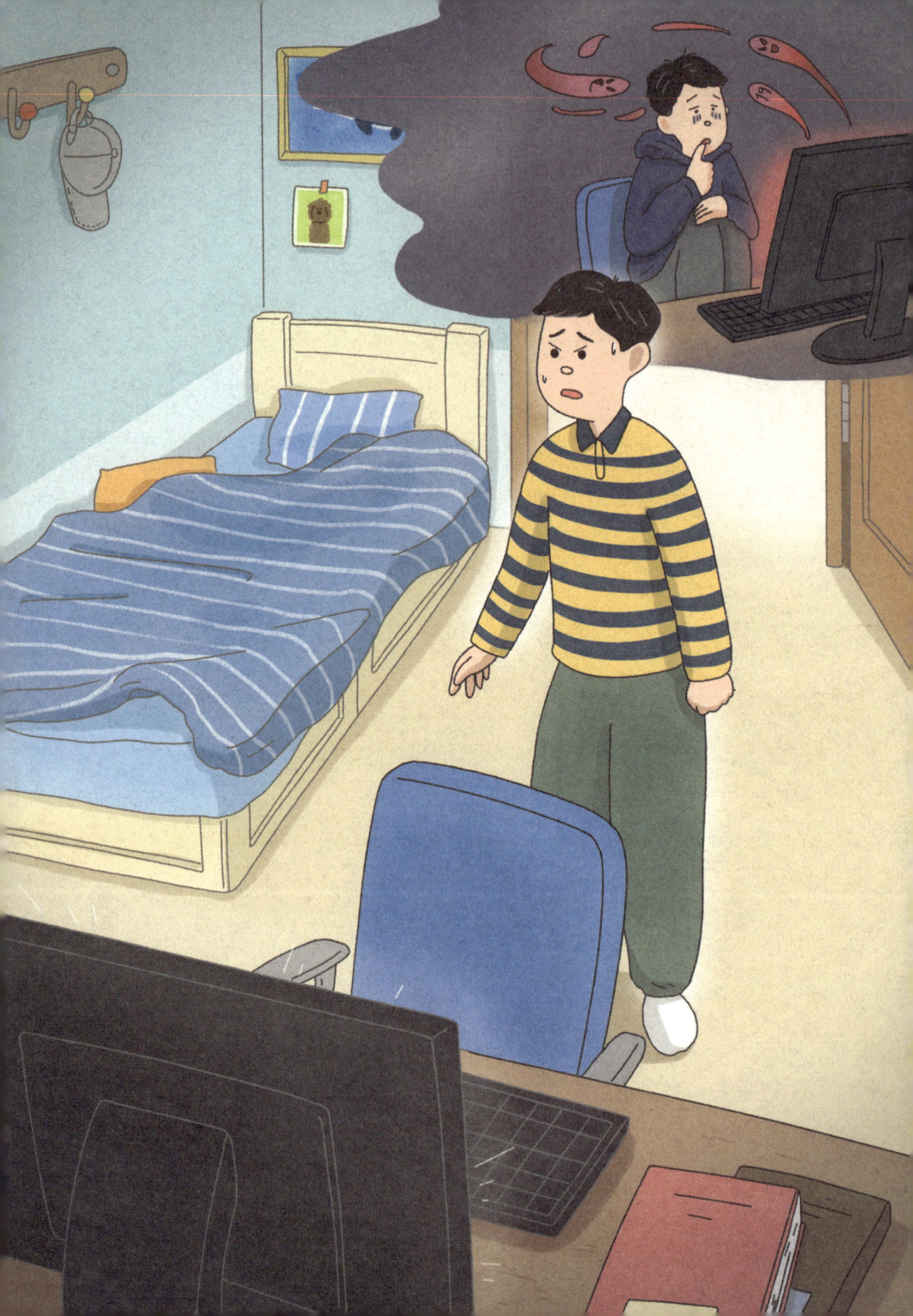

그다음엔 민혁이에게 전화를 걸었어요.

"민혁아, 내일부터 학교 끝나면 학원 갈 때까지 무조건 나랑 축구하자. 약속이야, 꼭!"

민혁이랑 약속한 뒤에는 주방에서 저녁밥을 짓는 엄마에게 갔어요.

"엄마, 저 이제 방문 안 잠그려고요. 앞으로 제가 방문 잠그면 용돈 안 주셔도 돼요."

현준이 말을 들은 엄마는 세상에서 가장 놀라운 말을 들은 사람처럼 눈이 커졌어요.

"너, 방금 한 말 다시 해 봐. 진짜지?"

"진짜예요. 믿어 보세요."

이렇게 하고 나니 현준이 마음이 조금 편해졌어요.

모두 지킬 수 있을지 장담할 수 없지만 야한 동영상을 보지 않으려고 노력해 보기로 했어요. 시작이 반이니까요.

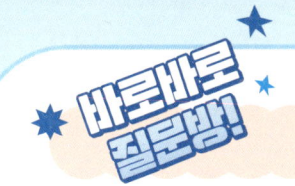

오늘의 주제는 음란물 중독

Q 인터넷을 하다가 우연히 야한 동영상을 처음 접하게 됐는데, 당황해서 어쩔 줄 모르겠더라고요. 이럴 땐 어떻게 대처해야 하나요?

야한 동영상, 즉 음란물은 남녀 간의 성적 행위를 노골적으로 묘사한 사진과 잡지, 영상물을 말해요. 광고 배너, 메신저, 짧은 동영상, 유튜브, SNS 등에 접속했다가 우연히 음란물을 접하는 경우가 많아요. 그렇기 때문에 언제 어떻게 접할지 모르는 음란물에 대해 대비하고 기준을 세워 두는 것이 좋아요. 먼저 스마트폰이나 컴퓨터에 음란물 차단 프로그램을 설치해 보세요. 혹시 음란물을 접했다면 중독되지 않도록 주의해요. 전문가들은 음란물을 자주 보면 점점 더 자극적인 영상을 찾게 되는 중독 상태에 빠질 수 있고, 심지어 따라 하고 싶은 마음까지 들 수 있다고 경고해요. 이런 위험을 막기 위해, 부모님과 솔직하게 이야기하고 내 상태를 점검해 보는 것도 좋은 방법이에요.

Q 현준이가 게임에서 만난 누나는 왜 현준이에게 야한 동영상을 보냈을까요? 정말 실수였을까요, 아니면 일부러 그랬을까요?

누나의 행동은 디지털 성범죄자가 많이 사용하는 수법이에요. '고등학생 누나'라고 한 것도 친근하게 다가가려는 거짓말일 수 있어요. 성범죄자는 음악 파일이나 시험지 파일 등 도움되는 자료는 보내는 척하다가, 실수인 것처럼 음란물을 보내고, 그걸 약점 삼아 협박하며 범죄를 이어가는 경우가 많아요. 어떤 경우에는 돈을 요구하거나, 신체 사진이나 성적인 영상을 요구하기도 해요. 이렇게 협박으로 받은 사진과 영상은 또 다른 음란물로 만들어 온라인에서 팔기도 해요. 한 번 걸려들면 꼬리에 꼬리를 물며 계속 이어질 수 있어요.

Q 성에 관해 궁금한 게 있어 인터넷에서 정보를 찾다가 음란물을 보게 됐어요. 성에 관한 궁금증이 생길 때는 어떻게 해야 할까요?

> 성에 대한 궁금증이 생겼을 때, 부끄럽거나 핀잔을 들을까 봐 인터넷에서 정보를 찾는 친구들이 많아요. 하지만 인터넷에 떠도는 성 관련 정보는 사실과 다른 내용이 많아요. 특히 인터넷 채팅방에서 성적인 질문을 하다 보면 성범죄의 표적이 될 수도 있어요. 성범죄자들이 친절한 척 다가오며 그루밍을 하기에 딱 좋은 대상이라고 생각하기 때문이에요.
>
> 성에 대한 궁금증은 믿을 수 있는 어른에게 물어보세요. 예를 들어, 부모님, 선생님, 보건 선생님처럼 여러분을 잘 아는 어른이 건강한 조언과 정보를 줄 수 있어요. 또는 검증된 성교육 책이나, 성교육 전문가가 운영하는 웹사이트, 신뢰할 수 있는 교육 영상을 찾아보는 것도 좋아요.

Q 음란물을 보면 몸에 반응이 와서 자위가 하고 싶어져요. 정상인가요?

> 음란물은 사람을 성적으로 자극하기 위해 만들어진 영상이기 때문에, 신체적인 반응이 일어날 수 있어요. 하지만 음란물에 자주 노출되면, 뇌는 강한 자극에 익숙해져서 점점 더 자극적인 것만 찾게 될 수 있어요. 이런 상태를 '팝콘 브레인'이라고 불러요. 팝콘이 뜨거운 온도에서만 튀듯이, 강한 자극에만 반응하고 일상적인 자극에는 무감각해진 뇌를 말해요.
>
> 우리 뇌는 강하고 새롭고 자극적인 것을 좋아하는 성향이 있어요. 그래서 음란물이 재미있게 느껴질 수 있어요. 하지만 보는 횟수와 시간이 많아졌다고 느껴진다면, 스스로 조절하려는 노력이 꼭 필요해요.

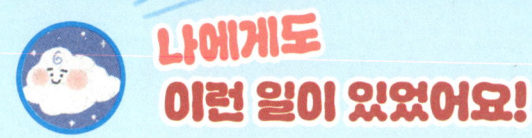
나에게도 이런 일이 있었어요!

💬 인터넷 검색을 하는데 야한 동영상이 나왔어요. 처음에는 호기심으로 보기 시작했는데 요즘은 매일 밤마다 보는 바람에 학교에서 계속 꾸벅꾸벅 졸게 돼요. 어떡하죠?

많은 아이들이 음란물을 보며 죄책감을 느껴요. 또 음란물 때문에 일상생활에 지장을 받기도 해요. 음란물은 처음 접한 시기가 빠를수록 쉽게 중독되고 음란물에 몰입하는 시간이 길어져요. 걱정스러운 점은 성에 대한 올바른 인식이 생기기 전에 음란물을 접하면 잘못된 성 가치관을 갖게 될 수도 있다는 거예요.

음란물은 돈을 벌기 위해 만들어진 영상이에요. 사랑이나 존중보다는 자극적인 성행위에만 초점을 맞추고 있어요. 그렇기 때문에 배우들의 행동은 현실과는 매우 다르죠. 음란물은 사랑 없이 성적인 자극만 강조하기 때문에, 현실과 왜곡된 이미지를 심어 줄 수 있어요.

💬 인터넷 광고를 눌렀다가 누군가 몰래 찍은 것 같은 음란물이 나와서 본 적이 있어요. 내가 몰래 찍은 것도 아닌데 마음이 괴로웠어요.

인터넷에 있는 음란물 중에는 불법 성 착취 피해 영상이 상당히 많아요. 누군가를 협박해 찍거나, 촬영 대상자의 동의 없이 만든 영상이지요. 불법 성 착취 피해 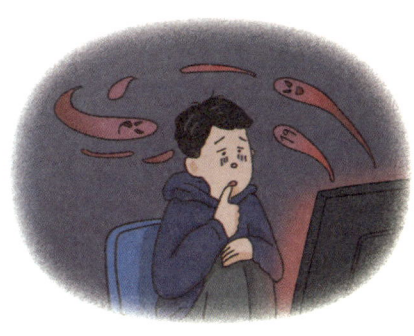 영상을 내려받는 행위 그 자체만으로도 디지털 성범죄에 해당하는 심각한 범죄예요. 하지만 무엇보다 중요한 건, 그 영상 속에는 반드시 고통받는 피해자가 존재한다는 사실이에요. 피해자의 인권을 지키기 위해서라도, 그런 영상은 절대 보지도 말고, 퍼뜨리지도 말고, 발견하면 신고하는 것이 올바른 행동이에요.

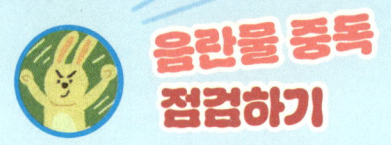
음란물 중독 점검하기

음란물 중독이 의심될 때, 다음 질문에 답하여 스스로 상태를 진단해 보세요. 열 개 중에서 두 개 이상 해당하면 전문가와 상담해 보세요.

음란물 중독 점검하기

❶ 음란물을 보지 않으면 마음이 허전하다. ☐

❷ 즐겨찾기에 추가해 놓은 음란물 사이트가 있다. ☐

❸ 음란물 때문에 자위행위가 늘었다. ☐

❹ 음란물을 본 후 집중력이 떨어졌다. ☐

❺ 음란물에서 본 장면이 가끔 떠오른다. ☐

❻ 일주일에 5시간 이상 음란물을 본다. ☐

❼ 돈을 내고 음란물을 구매한 적이 있다. ☐

❽ 음란물 때문에 일상생활에 지장을 받고 있다. ☐

❾ 음란물에 나온 장면을 따라 하고 싶은 생각이 든다. ☐

❿ 음란물을 본 후 이성이 성적 대상으로 보인다. ☐

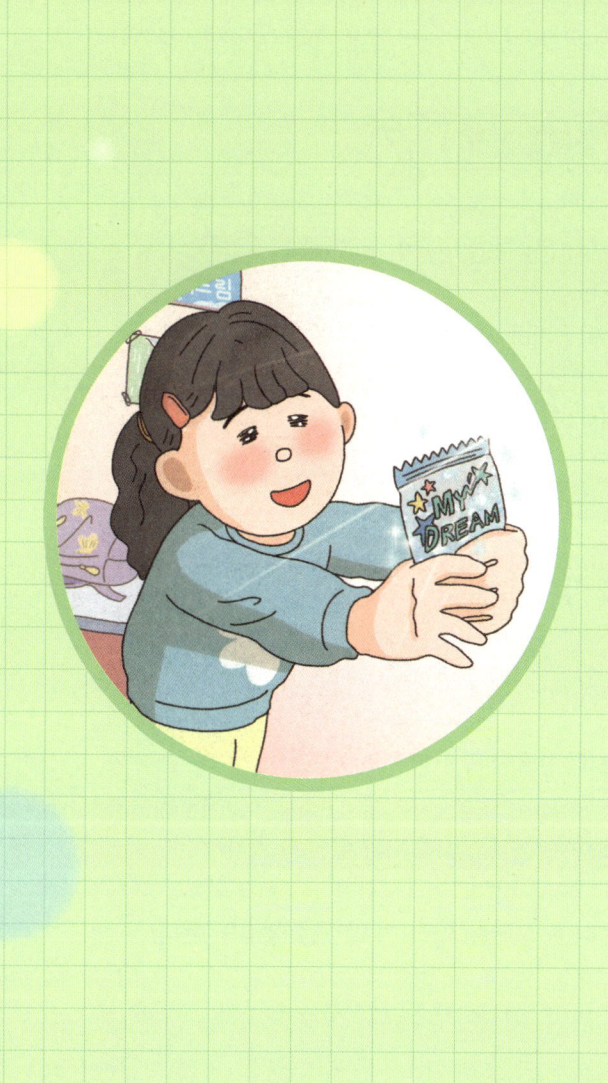

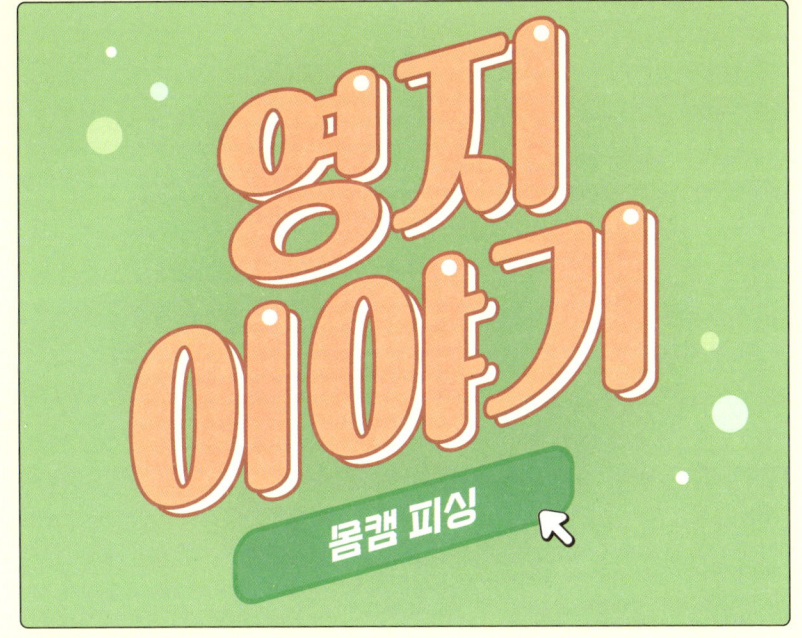

몸캠 피싱
피해자의 신체 영상이나 사진을 지인에게 보내겠다고 협박해 돈을 갈취하거나 높은 수위의 성적인 영상을 찍게 하는 범죄.

포토 카드 때문에 몸 사진을 보냈어요

돈도 많이 주고 쉬운 꿀 같은 아르바이트

모든 일은 포토 카드 한 장 때문에 벌어졌어요.

영지는 남자 아이돌 그룹 '마이드림'의 열성팬이에요. 벌써 5일째 하굣길에 20분이나 걸어가야 하는 대형 서점에 들러 마이드림 포토 카드를 샀어요. 포토 카드는 한 장씩 살 수 있는데, 포장되어 있어 멤버 중 누구 사진이 들어 있을지 몰라요. 영지는 주머니 속 포토 카드를 만지작거리며 주문을 외우듯 중얼거렸어요.

'제발 앤디 오빠 사진이 들어 있게 해 주세요.'

영지는 집에 오자마자 단짝 민영이에게 전화를 걸었어요.

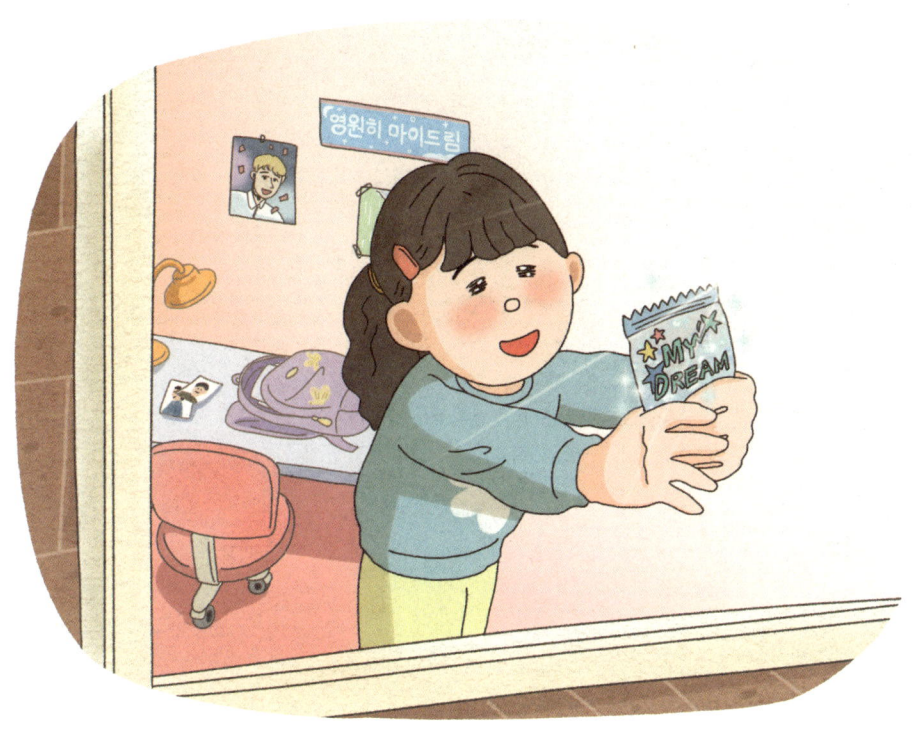

"민영아! 나, 마이드림 포토 카드 샀다."

"또?"

"이게 이번 달 마지막 용돈이야. 이번에도 앤디 오빠 사진이 아니면 어떡하지?"

"아니면 돈만 날리는 거지. 앤디 오빠 카드는 소속사에서 일부러 조금만 만든다고 하더라. 앤디 오빠가 제일 인기가 많으니까 오빠 카드를 뽑고 싶은 팬들이 자꾸 사도록 말이야."

"나도 그 얘기 들었어. 인기가 많으니까 일부러 희귀 아이템으로 만든다고."

"근데 앤디 오빠 카드는 햇빛에 비춰 보면 포장지에 영롱한 파란빛이 감돈대. 사실인지는 알 수 없지만……."

"진짜?"

영지는 창문으로 들어오는 햇빛에 포토 카드를 대 보았어요. 희미하게 파란빛이 새어 나오는 듯 했어요.

"민영아, 끊어. 나 지금 파란빛을 본 것 같아. 다시 전화할게."

서둘러 전화를 끊은 영지는 포토 카드 포장지를 과감하게 뜯었어요. 하지만 기대와 달리 이번에도 앤디 오빠 사진이 아니었어요.

'헉! 망했어. 앤디 오빠 카드만 있으면 멤버 사진을 모두 모으는데.'
영지는 스마트폰을 켜고 인터넷 중고 시장을 기웃거렸어요.

그 순간, 앤디 오빠 포토 카드를 판매한다는 글이 올라왔어요. 영지는 사진이 팔릴까 봐 조바심이 나서 바로 판매자에게 사겠다는 메시지를 보냈어요. 곧 판매 게시글에 예약 마크가 붙었어요. 영지는 그제야 안심이 됐어요.

뒤이어 영지가 정신을 차리고 자세히 읽어 보니 포토 카드 한 장에 10만 원이었어요. 영지는 한숨을 쉬며 지갑을 열어 보았어요. 지갑엔 2천 원밖에 없었어요.

'내가 미쳤지! 10만 원을 어디서 구하지? 포토 카드를 사라고 엄마가 돈을 줄 리가 없는데…….'

영지는 앤디 오빠 카드를 손에 넣을 수만 있다면 뭐든 할 수 있을 것 같았어요.

'초등학생이 할 수 있는 아르바이트는 없을까?'

영지는 인터넷 여기저기를 검색하다가 아르바이트 구인 정보가 많이 올라온다는 오픈 채팅방까지 흘러 들어갔어요. 그곳에서 영지의 눈에 띈 게시 글이 있었어요.

초등학생 심리를 연구하는 사람입니다.
비대면 채팅 설문 조사 / 2시간 / 10만 원 / 선착순 5명

'오호! 비대면이면 안 가도 되잖아. 엄마에게 들킬 일도 없고. 게다가 2시간에 10만 원? 이거 완전 꿀 아르바이트네! 앤디 오빠 카드야, 기다려라. 내가 손에 넣어 주마!'

알쏭달쏭 수상하지만, 포토 카드를 살 수 있다면

영지는 신이 나서 게시 글에 남겨진 아이디로 말을 걸었어요.

(알 수 없음)

> 아르바이트 글 보고 연락했는데요.
> 다섯 명, 다 구하셨나요?

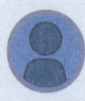

(알 수 없음)

1명 남았습니다.
먼저 아래 형식으로 답해 주세요.
1. 이름 2. 학교 3. 학년 4. 키와 몸무게

영지는 다짜고짜 개인 정보를 물어 마음에 들지 않았지만 머뭇거리다가는 선착순 다섯 명 안에 들지 못할 것 같아 얼른 답을 보냈어요.

(알 수 없음)

설문 자료를 토대로 공식적으로 논문을 쓰는
일이기 때문에 신원이 확실해야 합니다.
본인을 증명하는 물건을
사진 찍어 보내 주세요.

사진을요?

(알 수 없음)

기업에 취업할 때에 이력서에
사진을 붙이고 개인 정보를 쓰는데,
이것도 일종의 이력서라고 생각하면 됩니다.

'사진까지 찍어서 보내라고? 이런 건 조심하라고 했는데…….'

영지는 좀 망설였어요. 하지만 채팅 글을 다시 읽어 보니 공식적, 논문, 신원, 이력서 같은 단어가 왠지 믿음을 주었어요. 영지도 제대로 해야 할 것 같았어요.

'내 이름이 들어간 게 뭐가 있지?'

영지는 고민 끝에 얼굴 사진과 이름, 반, 번호가 있는 학교 도서관 대출 카드를 사진 찍어 보냈어요.

(알 수 없음)
민영지 어린이의 신원은 완벽하게 확인됐습니다.
이제 저에게 딱 두 시간만 주세요.
질문을 시작하겠습니다.
민영지 어린이는 여자입니까? 남자입니까?

저는 여자예요.

(알 수 없음)
여자라는 증명이 필요합니다.

좀 전에 보낸 사진 속 여자애가 전데요.
어떻게 더 증명해요?

(알 수 없음)

가슴 사진을 보내 주세요.
이 대화는 채팅이 끝나면 바로 삭제되는 시스템으로,
사진과 대화 기록이 절대 남지 않습니다.
저희 협회에서 보증합니다.

'협회? 그게 뭐지?' 하고 생각한 순간, 채팅 창에 사진 한 장이 올라왔어요. 태극기랑 비슷한 마크 밑에 '대한민국 공식 어린이 심리 연구 논문 협회'라고 쓰여 있었어요.

'대한민국 공식? 나라에서 공식적으로 하는 일인가?'

영지는 믿음이 가기도 하고 불안하기도 하고 알쏭달쏭했어요. 아무래도 가슴 사진을 보내기가 꺼려져 영지는 아무 대답도 못 하고 망설였어요.

1초, 2초… 5초쯤 흐르자, 채팅 창에 글이 올라왔어요.

(알 수 없음)

원하지 않으면 여기서 대화를 종료하겠습니다.
당연히 돈은 드릴 수 없습니다.

'헉, 안 돼!'

영지는 마음이 다급해졌어요. 아르바이트가 날아가면 앤디 오빠 카드도 살 수 없으니까요. 영지는 가슴 사진을 찍어서 채팅 창에 올렸어요. 신기하게도 사진은 올리자마자 사라졌어요. 아까 들은 말처럼 사진이 바로 삭제됐다고 생각하니 어쩐지 안심이 됐어요. 마음이 가벼워진 영지는 스스로 다짐했어요.

'2시간에 10만 원이잖아. 민영지, 잘하자!'

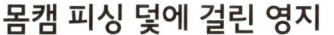

몸캠 피싱 덫에 걸린 영지

(알 수 없음)

이제 본격적인 질문을 시작하겠습니다. 먼저 아래 인터넷 링크로 들어가서 설문에 답해 주세요.
www.어린이심리연구논문협회.com

영지가 링크를 누르니 "둘 중 무엇이 좋나요?" 등 선호도를 묻는 질문이 나왔어요. MBTI를 판별하는 질문과 비슷했어요.

'MBTI는 열 번도 더 해 봤지. 쉽네, 역시 이 아르바이트를 하기 잘했어.'

영지는 신이 나서 빠르게 답을 표시했어요.

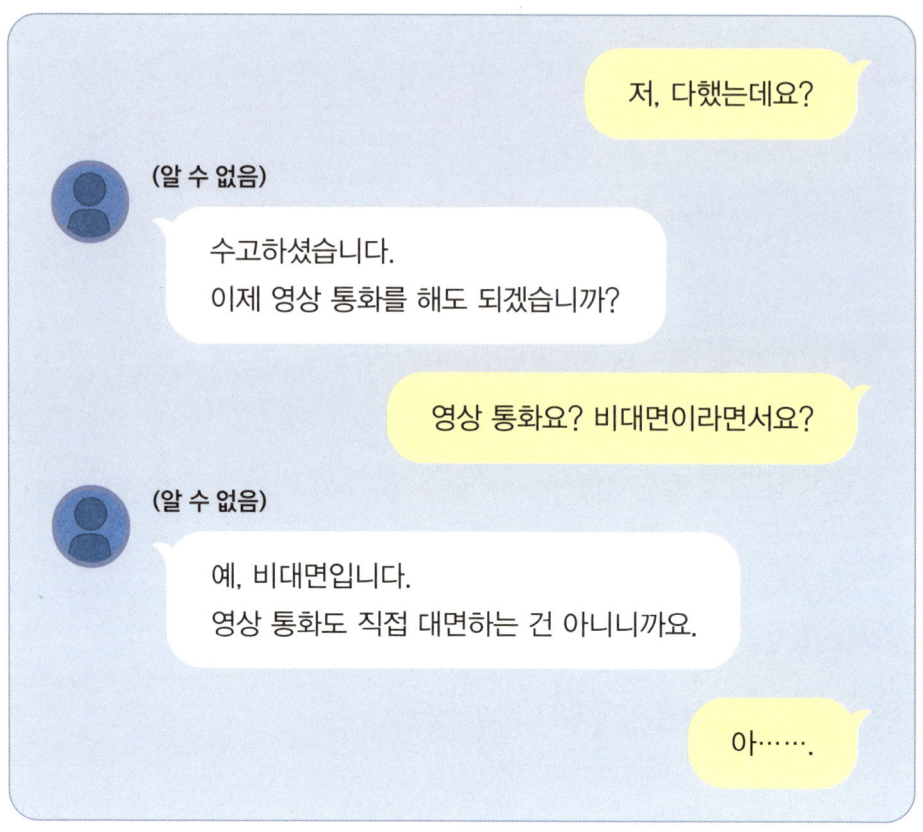

영지는 얼른 방에서 나가 현관에 신발을 확인했어요. 신발이 없는 걸 보니, 엄마는 아직 들어오지 않은 것 같았어요. 영지는 영상 통화를 할 수 있다고 대답했어요.

영상 통화가 바로 걸려 왔어요.

상대는 모자를 푹 눌러쓴 남자였어요. 얼굴이 제대로 보이지 않아요. 상대가 자신을 감추는 것 같아 영지의 찜찜한 마음이 다시 고개를 들었어요. 하지만 곧 화면에 귀여운 인형과 벽에 걸린 동시 포스터가 보여 다시 안심됐어요.

'어린이와 관련된 일을 하는 곳이 틀림없구나.'

영지가 이런 생각을 하고 있는데 남자가 말을 꺼냈어요.

"이제 질문하면 되겠니?"

"네!"

영지는 평소보다 더 명랑하게 대답했어요. 잘해서 아르바이트를 얼른 끝내고 싶었거든요.

"씩씩하네. 이제 가슴 말고 다른 곳을 보여 줘."

"예? 그게 무슨……."

"10만 원 벌기가 쉬운 줄 알았어?"

"아저씨, 이상한 사람이죠? 저, 아르바이트 안 할래요. 끊을게요."

"잠깐! 이 얘기를 듣고도 끊을 수 있을까? 나는 이미 네가 어느 학교 몇 학년 몇 반인지 다 알고 있는데?"

그 말을 듣자 영지는 영상 통화를 끊을 수 없었어요. 스마트폰을 들고 있는 손이 덜덜 떨렸어요.

"네 가슴 사진을 네 부모님이나 친구들이 봐도 괜찮겠니?"

"협박하지 마요. 아저씨가 그 사람들 연락처를 어떻게 알아요?"

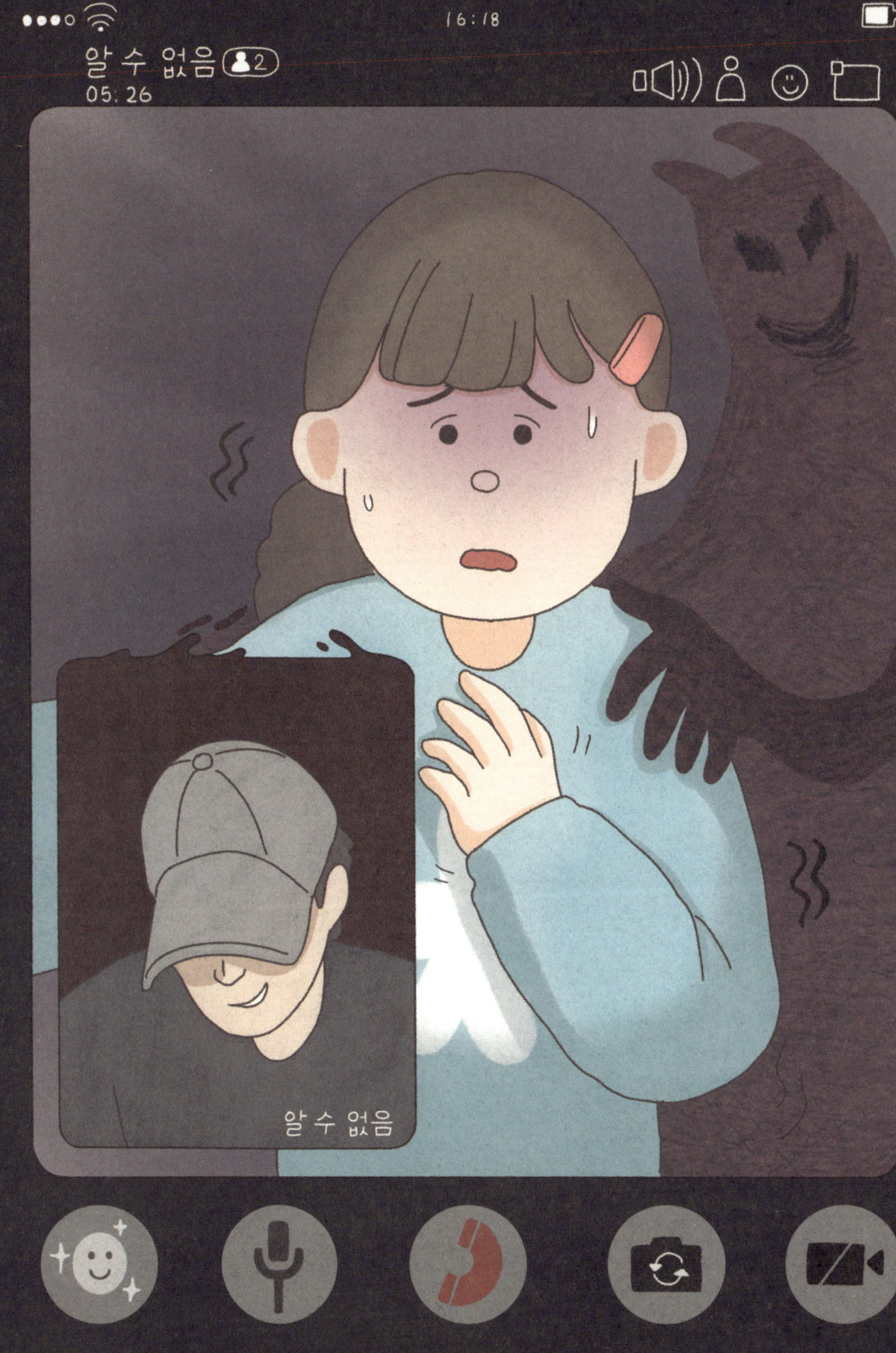

영지는 떨리는 마음을 애써 숨기며 겁나지 않는 듯이 말했어요.

"내가 아까 보낸 인터넷 링크가 과연 설문 조사만 하는 링크일까? 네가 링크를 누르는 순간, 네 스마트폰에 있는 연락처를 해킹하는 프로그램이 설치됐지. 어디 보자, 네 단짝은 민영이구나. 민영이는 네가 이런 애라는 사실을 알고 있니?"

영지는 몸에 힘이 스르르 빠졌어요.

"네 엄마에게 가장 먼저 연락할 생각인데, 괜찮겠어?"

"아, 안 돼요! 절대 안 돼요!"

영지는 자기도 모르게 소리쳤어요.

"그래, 잘 생각했어. 딱 한 번이면 돼."

남자는 몸을 보여 주면 다시는 연락하지 않겠다고 했어요.

영지는 엄마에게 이 일을 들키는 게 죽을 만큼 무서웠어요. 혼나는 건 두렵지 않았지만, 영지에게 실망한 엄마의 표정을 상상하니 너무 괴로웠어요.

한참을 고민하던 영지는 어렵게 입을 뗐어요.

"사진을 보내면 그 사진으로 계속 협박할 생각이잖아요. 지금 당장 신고할 거예요!"

영지는 무섭고 두려웠지만, 용기를 냈어요. 남자는 당황했는지 영상 통화를 끊어 버렸어요. 영지는 떨리는 손으로 112를 눌렀어요.

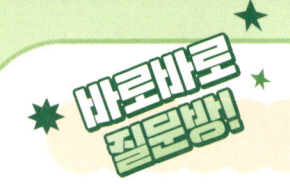

오늘의 주제는 몸캠 피싱

❓ 비슷한 사건을 뉴스에서 본 적 있어요. 영지가 당한 일이 몸캠 피싱인가요?

맞아요. 몸캠은 몸과 카메라(Camera)를 합친 말로 카메라로 몸을 찍는 것을 말해요. 피싱(Phishing)은 낚시를 뜻하는 피싱(Fishing)과 개인 정보를 뜻하는 프라이빗 데이터(Private Data)를 합친 말이고요.

몸캠 피싱은 개인 정보를 빌미로 피해자를 협박해 신체 사진이나 영상을 촬영하는 범죄예요. 더 나아가 피해자의 신체 사진이나 영상을 유포하겠다고 협박해, 수위 높은 성적 행위를 시키고 영상을 찍거나 돈을 요구하기도 해요. 게다가 피해자의 성 착취 영상을 불법 사이트에 팔아넘기는 일이 많아 피해 규모를 가늠할 수 없을 정도로 문제가 심각해요.

❓ 범죄자가 어떻게 개인 정보를 알아내고, 신체 사진을 찍게 만드는 거죠?

시작은 온라인 그루밍 범죄와 비슷해요. 범죄자는 피해자와 친밀한 사이가 된 뒤 영상 통화를 하자고 해요. 이때, 안전이 보장된 영상 통화 앱이라며 설치하기를 권해요. 하지만 그 앱은 실제로 해킹 프로그램이고, 설치하는 순간 피해자의 스마트폰이나 컴퓨터가 해킹돼요. 사진, 연락처 등 개인 정보가 순식간에 범죄자에게 넘어가고, 범죄자는 이를 빌미로 지인에게 알리겠다고 협박을 시작해요. 그럼 피해자들은 두려움에 어쩔 수 없이 범죄자가 시키는 대로 신체나 성적인 행위를 촬영하게 되는 상황에 놓이게 돼요.

해킹 프로그램을 설치하도록 유도하는 방법도 다양해요. 영지처럼 설문 조사 링크라고 하거나 영상 통화 화질을 좋게 만드는 앱이라고 속이기도 해요. 몸캠 피싱은 나날이 수법이 교묘해져서 피해자가 해마다 늘어나고 있어요.

@ 모르는 사람이 보낸 인터넷 링크에 접속하지 않거나, 앱을 설치하지 않는 것 말고 조심해야 할 게 있나요?

> SNS 계정도 조심해야 해요. 요즘 범죄자는 범죄 대상자 지인의 연락처를 알아낼 수 있는 새로운 방법을 찾고 있어요. 범죄 대상자의 SNS 전체 공개 계정을 찾아 지인의 계정을 알아내요. 그리고 지인에게 DM(Direct Message)을 보낸다고 대상자를 협박해요. SNS 계정은 지인 공개 혹은 비공개로 설정해야 안전해요.

@ 범죄자에게 속아 해킹 프로그램을 설치하게 될까 봐 두려워요.

> 스마트폰 환경 설정 메뉴에서 알 수 없는 앱이 설치되지 않게 설정하세요. 또 경찰청에서 무료로 배포하고 있는 '시티즌 코난' 앱을 설치하는 방법도 있어요. 시티즌 코난에는 악성 실행 파일의 다운로드를 탐지하고 이를 자동으로 차단하는 기능이 있어요.

@ 몸캠 피싱 피해 영상을 삭제할 수 없나요?

> 피해 영상을 완전하게 삭제하기는 어려워요. 만약 업로드 경로가 우리나라 법의 규제를 받는 포털 사이트라면 해결할 가능성이 있어요. 이미 해외 사이트로 퍼졌다면 완전히 삭제할 수 있는 확률이 낮아요. 하지만 정부는 피해자를 위해 불법 피해 영상 콘텐츠를 없애는 데 지원을 아끼지 않고 있어요. 피해를 입었다면 경찰이나 관련 기관에 꼭 문의하세요.

나에게도 이런 일이 있었어요!

💬 SNS에 다이어트 기록을 올렸더니, 어떤 사람이 인터넷 쇼핑몰 모델 제안을 해 왔어요. 1차 오디션이라고 해서 속옷만 입고 영상 통화를 했어요. 그런데 통화 후, 갑자기 태도를 바꾸며 영상이 녹화돼 있다며 협박하기 시작했어요. 가족과 친구들에게 퍼뜨리겠다고 위협하면서 만나자고까지 했어요.

💬 SNS에서 친해진 사람이랑 영상 통화를 했는데, 제 친구들을 다 알고 있다고 협박하면서 몸을 보여 달라고 했어요.

10대 몸캠 피싱 피해자는 계속해서 늘어나고 있어요. 10대가 특히 많이 당하는 이유는 성적 호기심이 많고, 타인과의 경계를 쉽게 허물기 때문이에요.

놀라운 사실은, 자신의 몸을 자발적으로 보여 주는 10대도 많다는 점이에요. 하지만 디지털 공간에서는 절대로 충동적으로 신체 사진이나 영상을 공유해서는 안 돼요. 상대가 자기만 본다고 하거나, 아무리 달콤한 말을 해도, 또 협박을 하더라도 단호하게 거절해야 해요.

또 어떤 피해자들은 몸캠 피싱을 당한 뒤, 연락이 끊기면 안심하는 경우가 있어요. 하지만 실제로는 딥페이크 음란물로 편집돼 유포되고 있을지도 몰라요. 몸캠 피싱을 당했다면, 하루라도 빨리 경찰이나 관련 기관에 신고해서 피해 영상이 더 퍼지기 전에 조치를 받아야 해요. 그래야 피해를 줄일 수 있어요.

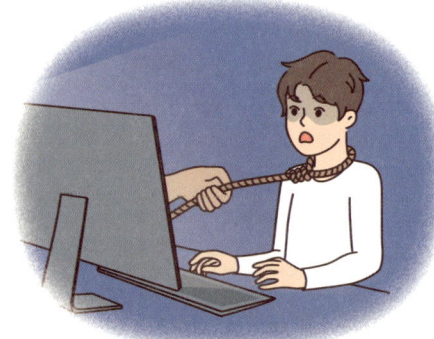

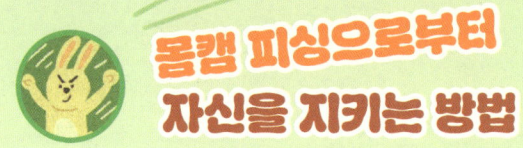

몸캠 피싱으로부터 자신을 지키는 방법

☑ **낯선 사람과의 대화를 조심하세요.**
특히 성적인 대화를 유도하는 사람은 무조건 의심해야 해요.

☑ **개인 정보를 잘 지키세요.**
학교 이름도 범죄자에겐 협박의 단서가 될 수 있어요. 많은 초등학생이 틱톡, 인스타그램 등 다양한 SNS를 이용하고 있어요. 하지만 사진이나 영상을 올릴 때 얼굴, 학교 이름, 사는 곳 같은 개인 정보가 노출될 수 있어요. 이런 정보는 범죄자가 협박에 활용할 수 있는 단서가 되기 때문에 SNS에 게시물을 올릴 때는 항상 조심해야 해요.

☑ **소위 '무물(무엇이든 물어 보세요)' 같은 소통을 할 때 주의하세요.**
SNS 친구 또는 개인 채널 구독자가 이름, 사는 곳, 자주 가는 곳 등을 물을 때에 자신의 팬이라는 생각에 무심코 댓글을 달면 개인 정보가 그대로 노출될 수 있어요.

☑ **모르는 번호로 문자와 인터넷 링크가 오면 절대 누르지 마세요.**
인터넷 링크를 함부로 누르면 악성 해킹 프로그램이 설치될 수 있어요. 예를 들어, "○○을(를) 저렴하게 판매하는 사이트가 있다.", "네 사진이 인터넷에 떠돌고 있다."와 같이 호기심을 불러일으키는 내용의 문자가 와도 접속하지 말고 무시해야 해요.
몸캠 피싱 같은 디지털 범죄 수법은 점점 더 정교하고 빠르게 진화하고 있어요. 특히 디지털 세상에 한 번 올라간 영상은 완전히 지우기 어렵기 때문에 미리 조심하는 것이 가장 중요해요.

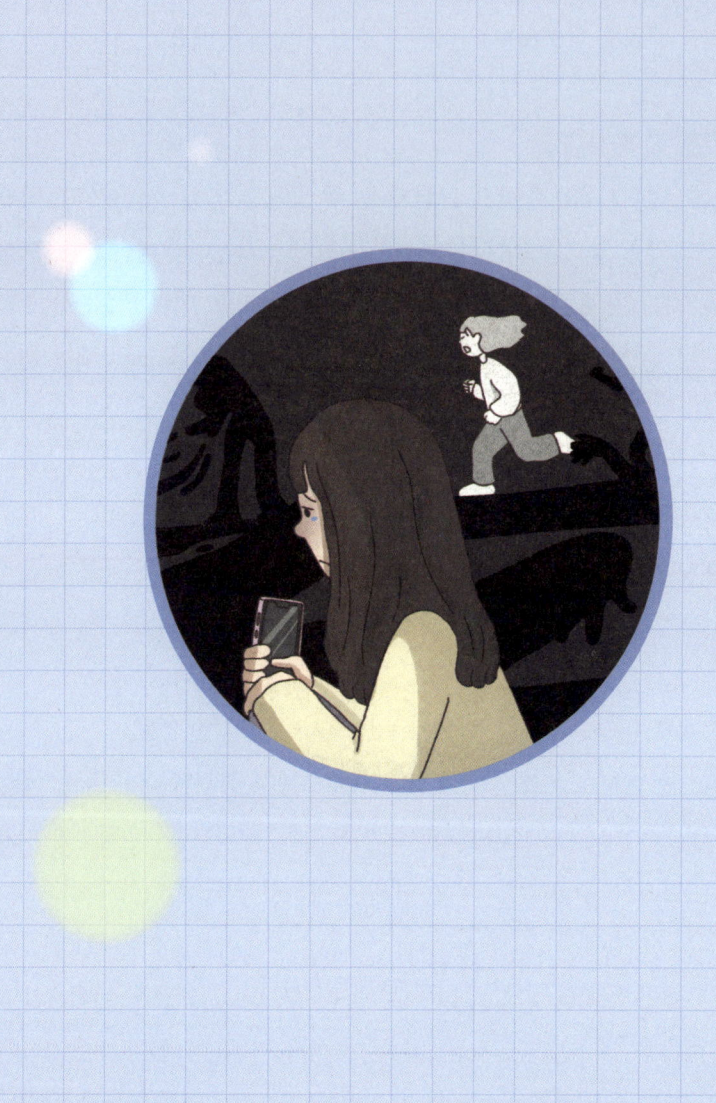

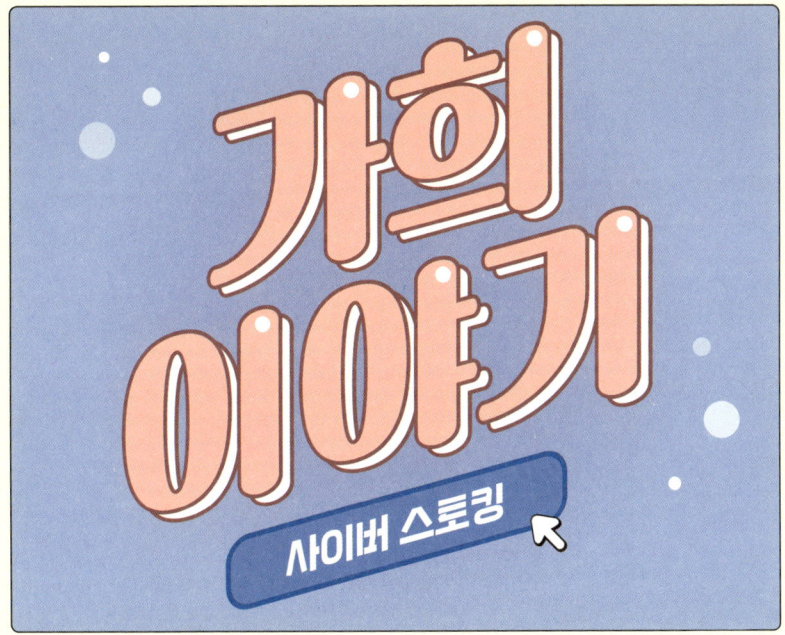

사이버 스토킹
어떤 의도와 악의를 가지고 인터넷을 통해 지속적이고 반복적으로 상대방에게 접근해 공포감 또는 불안감을 유발하는 범죄.

내 SNS 놀이터를 그 악마가 망쳤어요

| 가희의 '오늘의 패션' 계정 |

6학년이 된 가희는 빨리 어른이 되고 싶었어요. 꼭 하고 싶은 일이 있거든요.

가희는 어릴 적부터 예쁘다는 말을 많이 듣고 자랐어요. 엄마가 바쁠 때는 옷도 스스로 챙겨 입었는데 그때마다 사람들이 칭찬했어요.

"예쁜 애가 예쁘게도 차려입었네."

아닌 게 아니라 패션 감각이 있는지, 가희가 몇 벌 안 되는 옷을 요리조리 돌려 입었는데도 친구들은 새로 산 옷이냐고 물었어요. 그때마다 가희는 기분이 참 좋았어요.

자꾸 이런 말을 듣다 보니 가희는 어느 순간부터 패션 스타일리스트가 되고 싶었어요. 그래서 얼마 전 학교에서 실시한 '직업인과의 만남'에서도 패션 스타일리스트 수업을 신청해 들었어요. 수업을 들은 후 가희는 더욱더 그 일을 하고 싶어졌어요.

친구 수빈이는 가희의 꿈 얘기를 듣더니 패션 SNS 계정을 만들어 보라고 했어요.

"어떤 옷을 입었는지 매일 사진을 찍어 올리는 OOTD가 인기래."

"OOTD? 그게 뭔데?"

수빈이는 스마트폰으로 검색하더니, OOTD는 Outfit Of The Day(오늘의 패션)의 약자라며 그야말로 그날 입은 옷 정보를 SNS에 올리는 거라고 했어요. 그러면서 OOTD 계정 몇 개를 보여 줬어요.

"정말 그날 입은 옷 사진하고 무슨 옷인지 써 놓은 게 다네!"

"응, 사람들이 은근히 이런 데 관심이 많다니까. 이거 봐, 조회 수도 엄청나잖아."

가희는 자기 옷과 언니 옷, 그리고 엄마가 가진 옷을 잘 활용하면 오늘의 패션 계정을 할 수 있을 것 같았어요. 가끔 재미있게 아빠 옷을 입고 게시하기도 하고요.

가희는 그날 바로 패션 계정을 만들고 게시물을 올렸어요. 몇 시간도 지나지 않아 댓글이 달렸어요.

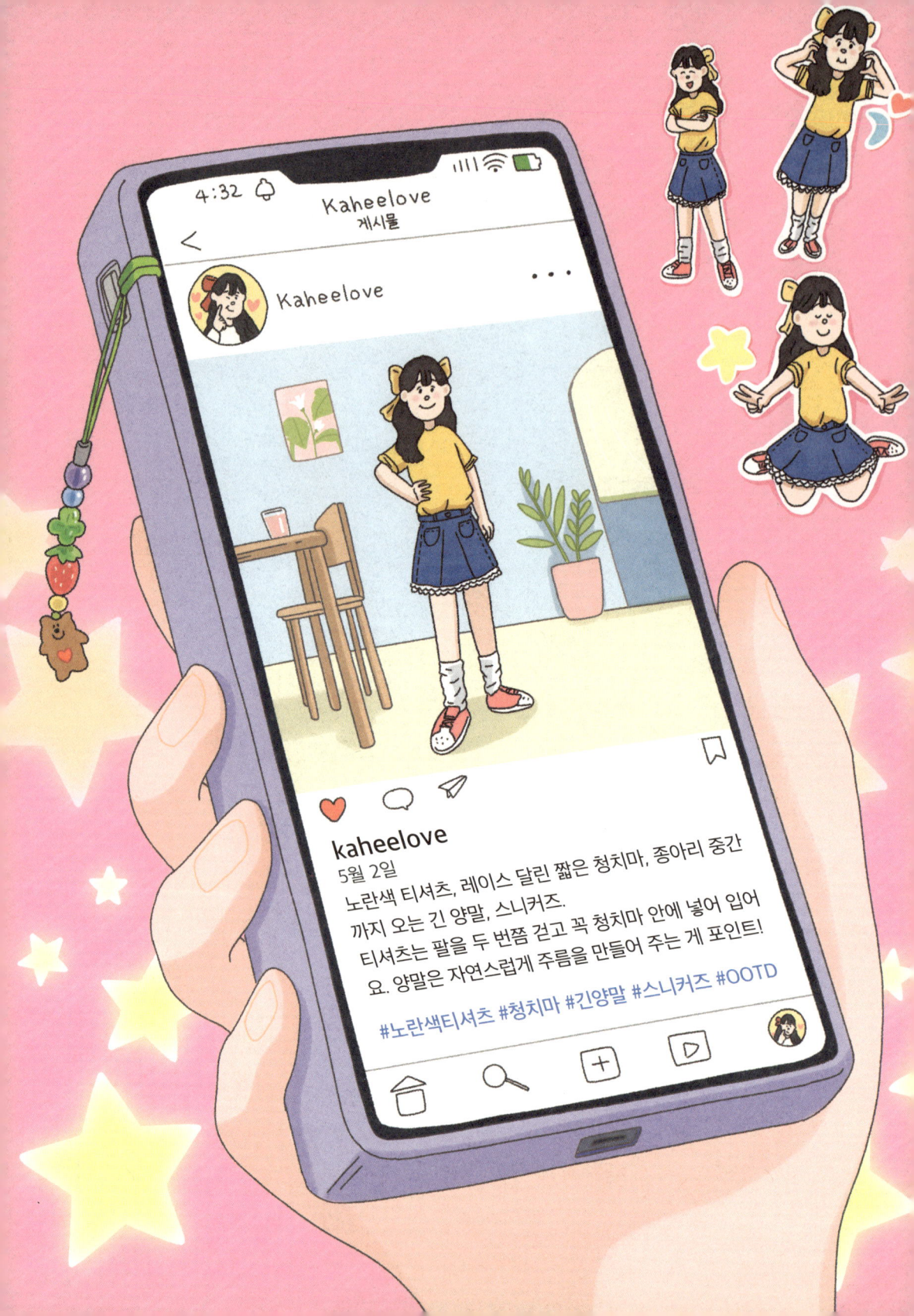

jin
너무 예뻐요. 소매를 저렇게 접어 입으니까 진짜 팔이 길어 보이네요.

shina
우리 집에도 똑같은 청치마가 있는데, 왜 내가 입으면 저런 모양새가 안 나올까?

woo
우와! 센스 끝내주네요. 양말 주름 좀 보소.

kk123
이게 초등학생 솜씨라고? 가희 님, 진짜 초등학생 맞음?

a4b4
장래 직업으로 패션 스타일리스트 강추!

가희는 사람들이 쓴 칭찬 댓글에 무척 기분이 좋았어요.

그날 밤, 가희는 내일은 계정에 어떤 옷을 올릴까 고민하며 잠들었어요. 꿈속에서 연예인에게 예쁜 옷을 입혀 주는 어른 가희도 만났어요. 늘 상상하던 패션 스타일리스트가 된 모습이었어요.

그 오빠의 이상한 댓글

가희가 올리는 게시물에 댓글이 점점 많아졌어요.

신이 난 가희는 놀이동산, 학원, 강아지 산책 등 특정 장소와 상황에 맞는 옷차림도 올렸어요. '좋아요'도 많이 받았어요.

어느 날, 가희는 어떤 중학생 오빠로부터 메시지를 받았어요. 여자 친구에게 옷을 선물하고 싶은데 어떤 옷이 좋은지 조언을 해 달라는 내용이었어요. 가희는 이 오빠가 첫 스타일링 의뢰자라는 생각이 들어 살짝 들떴어요. 그래서 여러 번 메시지를 주고받으며 정성 들여 옷을 골라 추천했어요.

며칠 후, 영어 학원에 간 가희는 안내 데스크 선생님에게 쇼핑백 하나를 받았어요. 열어 보니 옷과 쪽지가 들어 있었어요.

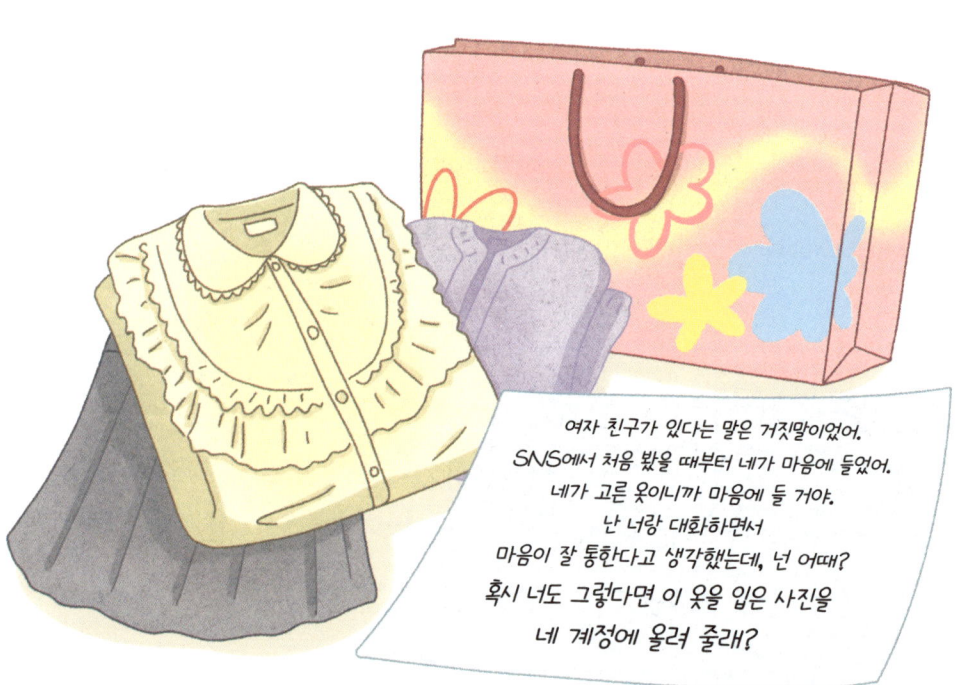

'내가 다니는 영어 학원은 어떻게 알았지?'

가희는 좀 찜찜했지만 선물한 마음을 아예 모른 척할 수 없었어요. 그래서 오빠가 보낸 옷을 입고 사진을 찍은 뒤, 게시물로 올렸어요. 이번에도 게시물을 올리자마자 칭찬 댓글이 달렸어요.

jojo
요즘 날씨랑 딱 어울리는 패션이네요. 예뻐요.

hope
이런 색깔 조합을 생각해 내다니! 리스펙!

yunji
이 옷, 어디서 사나요? 돼지 저금통 털고 있어요.
빨리 알려 주세요! 빨리!

웃으며 댓글을 읽던 가희 얼굴이 어느 순간 확 구겨졌어요.

black sea
제 여자 친구가 참 센스 있죠. 예쁘다 ♥

그 오빠가 쓴 댓글이었어요. 가희는 오빠에게 황급히 메시지를 보냈어요.

◁ **black sea**

> 오빠, 우리는 사귀는 사이 아니잖아요. 제가 왜 오빠 여자 친구예요? 저런 댓글 쓰지 마세요.

 **black sea**
> 너도 내 마음과 같으니까
> 그 옷을 입은 사진을 올린 거 아니야?

> 아니요. 단지 선물이 고마워서 올린 것뿐이에요.
> 댓글 지워 주세요. 사람들이 오해해요.

 **black sea**
> 나는 오해 아니고 사실이라고 생각하는데?

> 오빠! 아니잖아요! 왜 그래요? 진짜!

오빠는 가희 말에 더 이상 답하지 않았어요. 그런데 가희의 게시물에는 계속 마음대로 댓글을 달았어요.

 black sea
역시 내 여친은 다리가 예뻐서 치마가 잘 어울려.

 black sea
이런 헐렁한 옷은 입지 마. 내 여친은 몸매가 예쁘니까.

shina
가희 님, 진짜 저분과 사귀어요?

kaheelove
아닙니다. 사귀는 사이 절대 아니에요.

black sea
아니긴 뭐가 아니야! 여친 학원에 선물도 보냈는데?
6월 6일에 입은 옷, 내가 사 준 옷이잖아!

jojo
이제 진실을 말해 달라! 진짜 남친?

black sea
나는 가희 남친, 가희는 내 여친! 이게 진실.
가희 옷 치수까지 말해 줘야 믿을래?

오빠의 댓글은 성희롱에 가까워졌고 가희가 하지 말라고 해도 자신이 남자 친구라고 집요하게 댓글을 달았어요.

가희가 할 수 있는 건, 고작 방문자들에게 사귀는 사이가 아니라고 말하며 오빠 댓글을 삭제하는 것뿐이었어요. SNS 계정을 없애는 방법도 생각해 봤지만 결정이 쉽지 않았어요. 매일매일 공들여 꾸며 놓은 계정이 아까웠어요.

또 가희는 수많은 계정 친구를 포기할 수 없었어요. 계정 친구가 많아지자 인터넷 쇼핑몰에서 자기네 옷을 입고 사진을 올려 달라는 제안이 오기도 했으니까요.

가희는 잠도 못 잘 정도로 고민이 나날이 깊어 갔어요.

아침이 되면 스마트폰에 와 있는 오빠의 수많은 메시지도 가희를 힘들게 했어요. 가희는 메시지를 지우며 생각했어요.

'이건 스토킹이야. 계속 이대로 당해야 하나?'

사이버 공간 어디든 따라다니는 악마 같은 사람

어느 날, 친구 수빈이에게서 전화가 왔어요.

"가희야, 메타버스에 들어가 봤어?"

"아니. 요즘 패션 계정 때문에 거긴 못 들어갔지. 근데 왜?"

"네가 만들어 놓은 '가희의 옷장' 있잖아. 거기에 네 남자 친구라고 댓글이 올라왔어. 네가 말한 그 오빠 맞지? 패션 계정에 계속 댓글을 수십 개씩 쓰는……."

가희는 깜짝 놀라 전화를 끊고 황급히 메타버스에 들어갔어요.

black sea
이 옷장 주인이 제 여자 친구입니다. 자주 들러 주세요.

black sea
가희는 자기 아바타랑 똑같이 생겼어요. 다리도 길고 예뻐요.

black sea
오늘이 가희를 만난 지 50일째 되는 날이네요. 축하해 주세요.

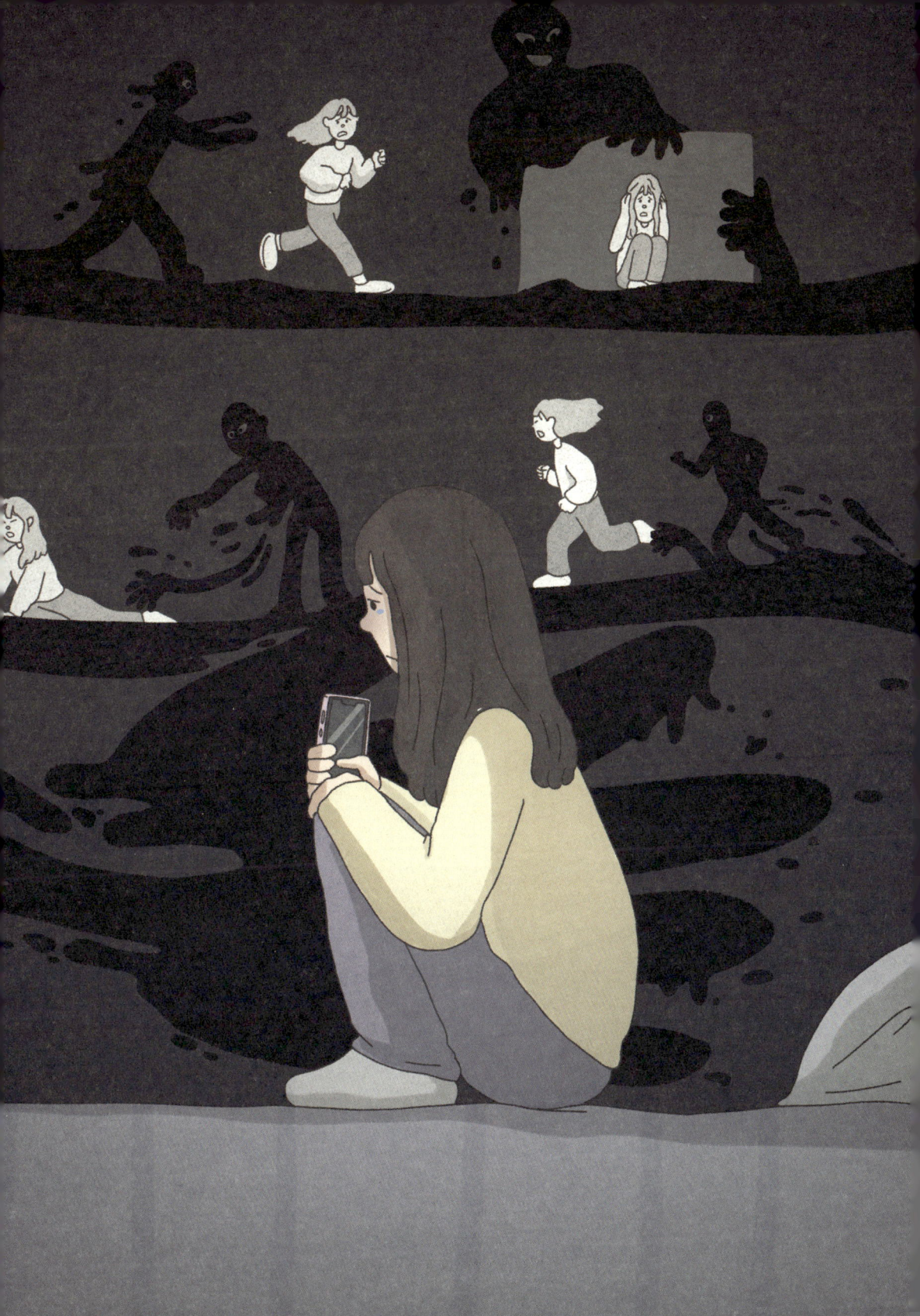

가희는 기가 막혔어요. 그 사람이 쓴 댓글이 분명했어요. 화가 난 가희는 그 사람에게 메시지를 보냈어요.

< black sea

내 메타버스 아이디는 어떻게 알았어요?

 black sea
네 SNS 계정이랑 똑같던데?
나 잘 찾아오라고
그렇게 해 놓은 거 아니야?
그 정도는 식은 죽 먹기지.

우리 사귀는 사이 아니잖아요.
오빠도 잘 알면서 왜 자꾸 그래요?

 black sea
아니, 난 너랑 사귀고 있는데?

난 싫어요, 싫다고요!

그 사람은 또 아무 대답이 없었어요.

그 뒤로도 그 사람은 디지털 공간 여기저기서 불쑥불쑥 나타나 가희를 괴롭혔어요. 수도 없이 많은 메시지를 보내고, 패션 계정에도 마음대로 댓글을 달고, 메타버스에서도 가희 아바타를 졸졸 따라다니며 가희가 아무것도 할 수 없게 만들었어요.

고민 끝에 가희는 그 사람이 준 옷 선물과 함께 있던 연락처로 전화를 걸었어요.

"내가 어떻게 해야 이런 짓을 멈출 거예요?"

"사람들이 보는 곳에 내가 댓글을 쓰는 게 싫어? 그럼 하지 않을게. 대신 일주일에 한 번씩 우리 둘이 채팅도 하고 통화도 하자. 진짜 사귀는 사이처럼 말이야. 실제로 만나면 더 좋고. 어때?"

그 사람은 그렇게 말하며 즐거운 듯 웃었어요. 웃음소리에 가희는 소름이 돋았어요.

'이 사람은 내 SNS 놀이터를 망쳐 버린 악마야!'

가희는 악마에게 맞는 대처가 필요하다는 생각이 들었어요. 이 악마는 스스로 물러나지 않으니까요.

가희는 망설이다 가족 채팅방에 들어갔어요. 그리고 떨리는 마음으로 한 자 한 자 적었어요.

똘똘 뭉친 우리 가족 4

> 아빠, 엄마, 언니…….

 엄마
우리 가희가 왜 이렇게 힘이 없어?

> 글자만 봐도 힘이 없는지 알아?

 아빠
그럼, 알지.
이모티콘도 없고 ……만 있잖아.

> 오늘 다들 집에 몇 시에 들어와?
> 나, 할 말이 있어…….

 언니
너, 무슨 일 있구나?
지금 바로 갈게. 딱 기다려.

 아빠
아빠도!

 엄마
엄마는 이미 출발!

가희의 말이 예사롭지 않게 느껴졌는지 모두 집에 일찍 들어온다고 했어요.

가희는 왠지 눈물이 났어요. 하지만 눈물을 꾹 참고 심호흡을 한 번 한 뒤 노트를 펼쳤어요. 가족들이 오면 그동안 있었던 일을 제대로 말해야 하니까요.

가희는 SNS 계정과 메시지를 보며 그 사람을 처음 알게 된 날부터 무슨 일이 있었는지 쓰기 시작했어요.

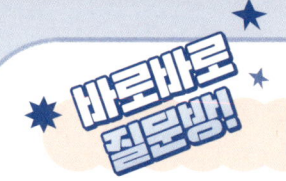

오늘의 주제는 사이버 스토킹

Q 너무 소름 끼쳐요. 그 오빠는 가희가 싫다는데도 SNS 계정에 마음대로 댓글을 달고 메타버스에서도 따라다녔잖아요. 이거 스토킹이죠?

> 맞아요. 스토킹은 상대방의 의사와 상관없이 고의적으로 쫓아다니면서 정신적, 신체적으로 괴롭히는 행동을 말해요. 피해자에게 불안감과 공포심을 주는 스토킹은 현실뿐 아니라 사이버 공간에서도 일어나고 있어요.
> 사이버 스토킹은 정보 통신망을 통해 상대방에게 지속적, 반복적으로 접근해 공포감이나 불안감을 유발하는 범죄 행위를 말해요. 사이버 스토커는 상대방이 원하지 않는 글이나 사진, 음향 등을 반복해 보내거나 상대방의 개인 정보를 알아내 허락도 없이 사이버 공간 여기저기에 유포하기도 해요. 또, 가희 이야기처럼 SNS 계정에 들어가 원치 않는 댓글을 지속적으로 쓰기도 하고, 상대방이 활동하는 사이버 공간을 따라다니면서 댓글을 달고 괴롭히는 경우도 있어요.
> 최근에는 SNS의 DM 등을 통해 상대방이 원치 않는 성적인 말을 보내는 일도 늘었어요. 이것 또한 사이버 스토킹이자 디지털 성범죄에 해당해요.

Q 사이버 스토킹을 당하고 있다면 어떻게 해야 하나요?

> 우선 사이버 스토킹을 어떻게 인지하게 되었는지 그동안 겪은 일을 상세하게 기록하세요. 그리고 상대에 대한 정보와 스토킹을 증명할 수 있는 사진, 영상물, 스크린 숏, 게시물 링크 등을 시간 순서에 따라 정리한 후 부모님에게 알리고 경찰 또는 디지털 성범죄 피해자 지원 센터에 신고하세요. 스토킹 문제를 해결할 수 있는 빠르고 안전한 방법이에요.

사이버 스토킹을 가볍게 생각하고 넘어가면 현실의 스토킹으로 이어질 수 있어요. 스토커는 SNS로 피해자의 동선을 파악한 뒤에 직접 찾아가 끔찍한 일을 저지를 수도 있어요.

간혹 스토커가 "만나 주지 않으면 찾아가겠다.", "만나 주지 않으면 지인들을 괴롭히겠다."라고 협박하기도 해요. 이런 협박에 절대 흔들리지 말고, 반드시 믿을 수 있는 어른에게 알리세요.

스마트폰 채팅 앱에서 딱 한 번 어떤 사람과 대화를 나눈 적이 있어요. 그런데 그 사람이 성적인 말을 계속해서 무서워서 대화를 끊었어요. 그런데 한 달이 지난 지금도 그 사람이 계속해서 채팅을 보내요. 이런 경우, 사이버 스토킹으로 신고해도 될까요?

물론이죠. 2024년 개정된 스토킹 처벌법은 사이버 스토킹 범죄를 보다 강력히 막기 위해 처벌 범위를 넓히고 처벌 수위도 강화했어요.

개정 전에는 채팅 앱에서 반복적으로 대화를 시도하는 행위가 스토킹으로 간주되지 않았지만, 이제는 그런 행동이 피해자에게 불안감이나 공포심을 주었다면 스토킹으로 판단해 처벌할 수 있어요. 또 눈여겨볼 점은 특정 인물을 겨냥해 저격 방송을 하는 유튜버도 스토킹 처벌법의 적용 대상이 된다는 사실이에요.

디지털 세상이 넓은 만큼 사이버 스토킹의 유형도 매우 다양해지고 있어요. 자신이 겪는 일이 스토킹인지, 또는 자신이 한 행동이 스토킹에 해당하는지 의심된다면, 꼭 사이버 범죄 전문 기관에 문의해 정확한 도움을 받으세요.

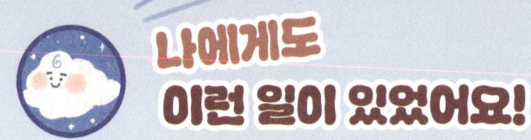

나에게도 이런 일이 있었어요!

💬 좋아하는 여자애가 있어요. 저는 그 애가 생각날 때마다 이메일이나 문자를 보내요. 하루에 120개나 보낸 적도 있어요. 답장은 없지만 하지 말라는 말도 없으니까 싫지 않다는 뜻이겠죠? 야한 내용도 아니고 예쁜 글이나 이미지만 보냈는데, 이런 행동도 사이버 스토킹이 될 수 있나요?

누군가를 좋아하는 마음이라도, 상대방이 원하지 않으면 그 감정은 부담이 되고 괴로움이 될 수 있어요. 상대방이 아무런 답장을 하지 않거나 반응이 없다면, 그건 거절의 뜻이에요. 더 이상 연락을 받고 싶지 않다는 의미이기도 하죠. 이럴 때는 지금까지 했던 행동을 멈춰야 해요. 계속해서 문자를 보내면 내용이 아무리 정중하더라도, 사이버 스토킹이 될 수 있어요.

반대로 누군가가 자신을 좋아한다며 원치 않는 행동을 계속하면 "나는 너와 사귀고 싶지 않아."와 같은 말로 분명하게 거절 의사를 표현하세요.

💬 친구 몇 명이 채팅방에서 계속 한 친구를 괴롭혀요. 채팅방에서 그 친구의 몸매를 평가하고 성희롱하는데, 이것도 사이버 스토킹이라고 할 수 있나요?

사이버 공간에서 다수 혹은 집단이 특정인을 집요하게 괴롭히는 사이버불링(Cyberbullying)은 일종의 사이버 집단 스토킹이에요. 또 몸매를 평가하고 성희롱하며 괴롭히는 행동은 디지털 성범죄에 해당돼요. 만약 직접적으로 가담하지 않았더라도 웃음, 박수 이모티콘 사용 등 동조하는 행동을 했다면 내용과 가담 정도에 따라 처벌받을 수 있어요. 분위기에 휩쓸리지 말고, 친구들을 제지하거나 채팅방에서 나오는 것이 좋아요. 또 피해자에게 가해 행위가 지속되지 않도록 어른에게 알리는 것이 필요해요.

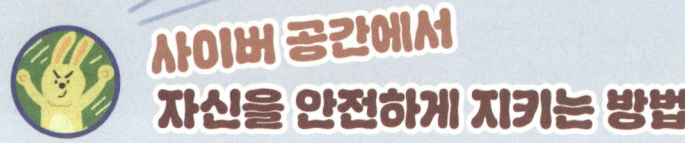

사이버 공간에서 자신을 안전하게 지키는 방법

☑ **개인 정보는 절대 공개하지 마세요.**

SNS 친구라도 모르는 사람에게는 이름, 전화번호, 집 주소, 학교 등 개인 정보를 절대 알려 주지 마세요.

☑ **SNS를 비공개 계정으로 설정하세요.**

SNS를 공개 계정으로 설정할 경우, 누군가가 수없이 많은 메시지를 보낼 수 있고 원치 않는 댓글을 달 수 있어요. 또 공개 계정으로 인해 사이버 스토킹 피해를 입을 수 있어요.

☑ **위치 정보는 다른 사람에게 공유하지 마세요.**

위치 정보 공개 기능을 켜 두면 SNS에 게시물을 올리기만 해도 현재 위치를 모두가 알 수 있어요.

☑ **필터링을 설정하세요.**

미성년자가 유해한 사이트에 접속하지 못하도록 제한하는 필터링 기능을 설정하세요. 유해한 사이트를 통해 알게 된 사람이 스토커가 되어 괴롭히는 일이 많아요. 필터링 비밀번호는 부모님이 설정하게 해 자신이 임의로 설정을 바꿀 수 없게 만들어 놓으세요.

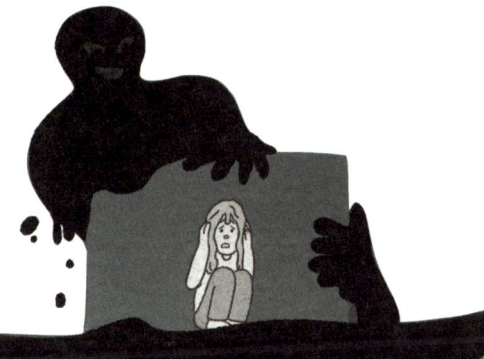

도움을 받을 수 있는 곳

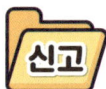

경찰청 사이버 범죄 신고
☎ 112
ecrm.police.go.kr

방송통신심의위원회 디지털 성범죄 신고
☎ 1377
www.kocsc.or.kr

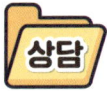

한국여성인권진흥원
디지털성범죄피해자지원센터(디성센터)
☎ 02-735-8994
d4u.stop.or.kr

여성폭력 사이버 상담
☎ 1366 / 카카오톡 '여성폭력 사이버 상담' 채널 추가 후 상담
www.women1366.kr

청소년 사이버 상담 센터(청소년1388)
☎ 1388 / 문자 1388 / 카카오, 페이스북, 인스타그램 '청소년상담1388' 검색 후 상담
www.1388.go.kr

탁틴내일(아동 청소년 성폭력 상담소)
☎ 02-3141-6191
카카오톡 아이디 'dodamstar' / 카카오 오픈채팅 '도담별' 검색
www.tacteen.net